Schizophrenes Leben

Schizophrenes Leben

Wie man mit einem schizophrenen **harmonisch leben kann**

BY

KURT GASSNER

My-mindguide.com

Schizophrenes Leben
Kurt Gassner

First Edition, 2022

Impressum
My-mindguide – The publishing trademarke of trendguide Capital GmbH, Klenzestr. 42a, 80469 Munich, Germany.

Reg. Nr. HRB Munich 206639, VAT 152 123 159, CEO: Kurt Friedrich Gassner
Web: www.my-mindguide.com, mail: gassner@my-mindguide.com

Paperback ISBN: 978-3-949978-18-0
Ebook ISBN: 978-3-949978-19-7
Hardback ISBN: 978-3-949978-20-3

Inhaltsübersicht

Wozu dieses Buch?

Der Hauptgrund, aus dem ich dieses Buch über das Konzept des Lebens mit einem geliebten Menschen mit Schizophrenie geschrieben habe, ist, dass ich das Privileg hatte, anderen zu begegnen und sie zu unterstützen, die selbst mit dieser Diagnose konfrontiert wurden.

Außerdem wissen die meisten Menschen nicht, wie die Krankheit aussieht. Viele haben falsche Vorstellungen von ihr. Ich habe viele Menschen getroffen, die über Menschen mit Schizophrenie nur aufgrund von Filmen geurteilt haben.

Es gab eine Zeit, in der die Menschen ganz selbstverständlich davon ausgingen, dass Menschen mit Schizophrenie sich aufgrund von Drogenkonsum oder anderen persönlichen Entscheidungen seltsam verhielten. Die Betroffenen fühlten sich dann völlig verloren und wurden entsprechend stigmatisiert.

Ich habe mich entschlossen, dieses Buch zu schreiben, um den Menschen zu zeigen, was Schizophrenie wirklich ist, wie sie diagnostiziert werden kann, was die möglichen Ursachen sind, was die ersten Anzeichen sind und wie die Krankheit behandelt oder sogar verhindert werden kann.

Auch wenn es keine dauerhafte Heilung für Schizophrenie gibt, wird dieses Buch dir die Augen dafür öffnen, wie du dich um die Betroffenen kümmern kannst, die mit dieser psychischen Krankheit zu kämpfen haben. Genieße die Lektionen, und danke, dass du mich auf dieser wichtigen Reise begleitest.

Kurt Friedrich Gassner

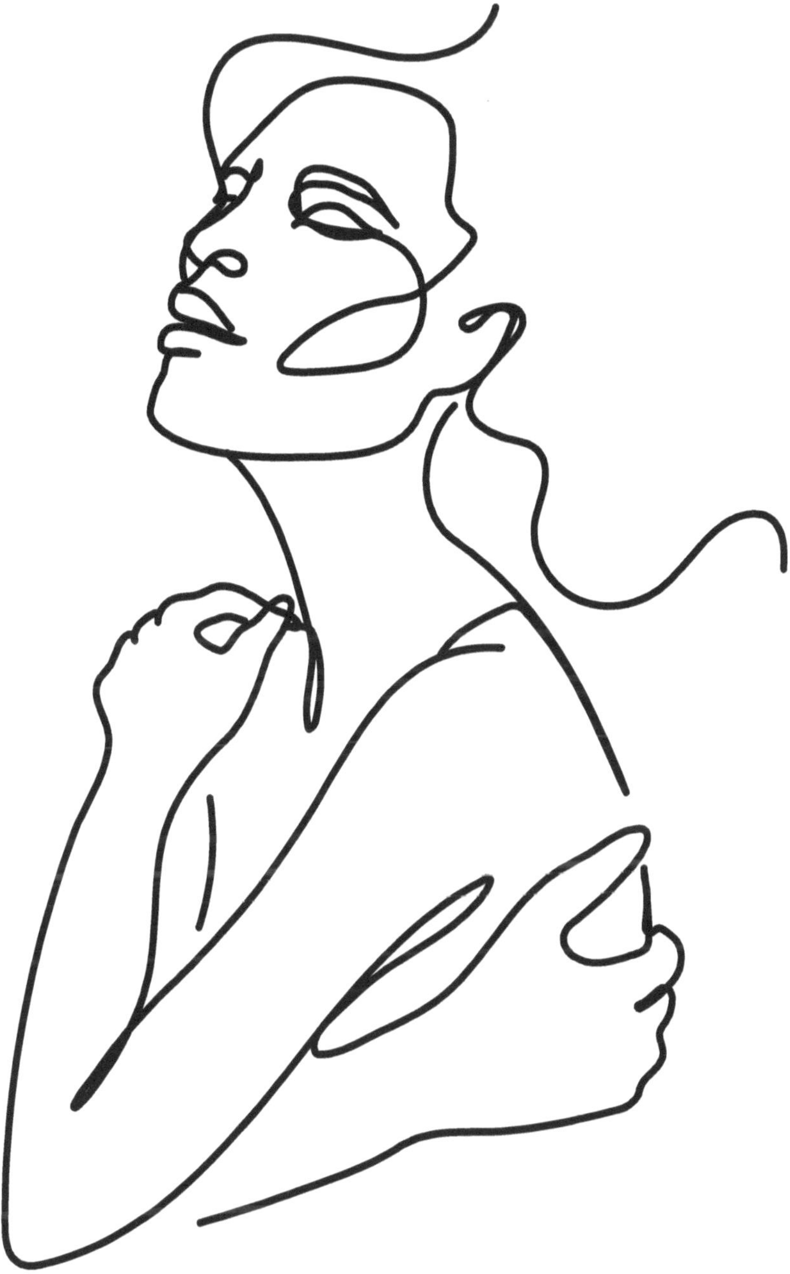

Kapitep 1

Die Bedeutung der Schizophrenie

Was Ist Schizophrenie?

Schizophrenie ist eine langwierige und chronische schwere psychische Störung, die den Denkprozess einer Person, ihr Handeln, die Art und Weise, wie sie ihre Gefühle ausdrückt und ihre Wahrnehmung der Realität beeinträchtigt und damit ihre Beziehung zu anderen Menschen bestimmt. Obwohl Schizophrenie nicht so häufig vorkommt wie andere schwere Geisteskrankheiten, kann sie die chronischste, gefährlichste und am stärksten beeinträchtigende Krankheit sein.

Wer an Schizophrenie erkrankt ist, hat oft Probleme, mit anderen Menschen in der Gesellschaft, am Arbeitsplatz, in der Schule und in der Ehe zurechtzukommen. Viele Betroffene fühlen sich ängstlich und zurückhaltend und scheinen den Bezug zur Realität verloren zu haben. Schizophrenie ist eine lebenslange Krankheit, die nicht geheilt werden kann. Allerdings lässt sie sich mit einer angemessenen Behandlung gut in den Griff bekommen und kontrollieren.

Entgegen der weitverbreiteten Meinung zeigt sich Schizophrenie nicht in Form einer gespaltenen oder multiplen Persönlichkeit. Bei der Schizophrenie handelt es sich um eine Psychose.

Bei dieser Art von Geisteskrankheit ist der Betroffene nicht in der Lage, zwischen dem, was real ist und dem, was er sich vorstellt, zu unterscheiden. Die Fantasie unterscheidet sich von der Realität. Manchmal verlieren Menschen mit psychotischen Störungen den Bezug zur Realität. Die Welt kann wie ein Durcheinander von verwirrenden Gedanken, Bildern und Geräuschen erscheinen. Ihr Verhalten kann sehr seltsam und sogar schockierend sein. Eine abrupte Veränderung der Persönlichkeit und des Verhaltens, die bei Menschen auftritt, die den Bezug zur Realität verloren haben, wird als psychotisches Ereignis bezeichnet.

Der Schweregrad der Schizophrenie ist von Person zu Person unterschiedlich. Manche Menschen haben nur eine einzige psychotische Episode, während andere im Laufe ihres Lebens mehrere erleben, dazwischen aber ein relativ normales Leben führen.

Andere wiederum haben im Laufe der Zeit größere Schwierigkeiten, ihr Leben zu meistern, ohne dass sich die Situation zwischen den einzelnen psychotischen Schüben verbessert. Die Symptome der Schizophrenie scheinen sich manchmal in Zyklen zu verschlechtern und zu verbessern, die aus Remissionen und Rückfällen bestehen.

Schizophrenie ist eine ernstzunehmende Form von ungewöhnlichem Verhalten, das von den meisten von uns als

„Wahnsinn“ bezeichnet wird. Rund um den Globus herrscht endlose Verwirrung in Bezug auf Schizophrenie - zum großen Teil aufgrund der unzähligen unbeantworteten Fragen, die mit dieser Krankheit verbunden sind. Für die Gesellschaft hat die Erkrankung aufgrund ihrer Auswirkungen auf den Einzelnen und sein Umfeld erhebliche Konsequenzen. Wie das Fachjournal für klinische Psychiatrie berichtet, gaben die Vereinigten Staaten allein im Jahr 2002 63 Milliarden Dollar für die Behandlung, Pflege und Erforschung der Schizophrenie aus. Obwohl sie vergleichsweise selten ist, handelt es sich um eine Störung mit tiefgreifenden Auswirkungen.

Schizophrene Menschen haben keinen gespaltenen Charakter, d. h. sie halten sich nicht für eine Vielzahl von Individuen. Schizophrenie wird in der Regel mit der dissoziativen Persönlichkeitsstörung (DID) verwechselt. Viele Experten sind der Meinung, dass Menschen, die an DID leiden, als schizophren fehldiagnostiziert wurden. Schizophrenie äußert sich in drei Formen: Positivität, Negativität und Verwirrung.

Eine einzelne schizophrene Episode mit Begleiterscheinungen wie Gedankentrips und Tagträumen wird als positive Manifestation eingestuft.

Bei Antriebslosigkeit, sozialem Rückzug und/oder behinderten leidenschaftlichen Reaktionen spricht man von einer negativen Manifestation. Schließlich gibt es Anzeichen, die sich nicht in eindeutige Funktionsstörungen einordnen lassen (z. B. komplizierte Diskurs-/Korrespondenzprobleme und eigentümliche soziale Markenzeichen), die das dritte Element der Störung ausmachen.

Menschen mit Schizophrenie stellen nur gelegentlich eine Gefahr für sich selbst oder andere dar. Die Gefühle von Beklemmung, Halluzinationen und Verschlimmerung führen oft zu einem Zustand der Hoffnungslosigkeit, der durch eine verständnisvollere und mitfühlendere Gesellschaft weitgehend gemildert werden könnte. Für diejenigen, die an Schizophrenie erkrankt sind, stellt die Störung einen lähmenden inneren Zusammenstoß der Psyche dar, nicht eine äußere Darstellung von Feindseligkeit oder Wildheit.

Was verstehen wir unter einem Leben mit Schizophrenie?
Schizophrenes Leben ist das Leben mit einer lang andauernden, chronischen, schweren psychischen Störung, die den Denkprozess beeinträchtigt. Das Leben wirkt sich auf die Art und Weise aus, wie jemand handelt, seine Gefühle ausdrückt, die Realität wahrnimmt und mit anderen in Beziehung tritt.

Lasst uns nun einige der ersten Symptome der Schizophrenie untersuchen!

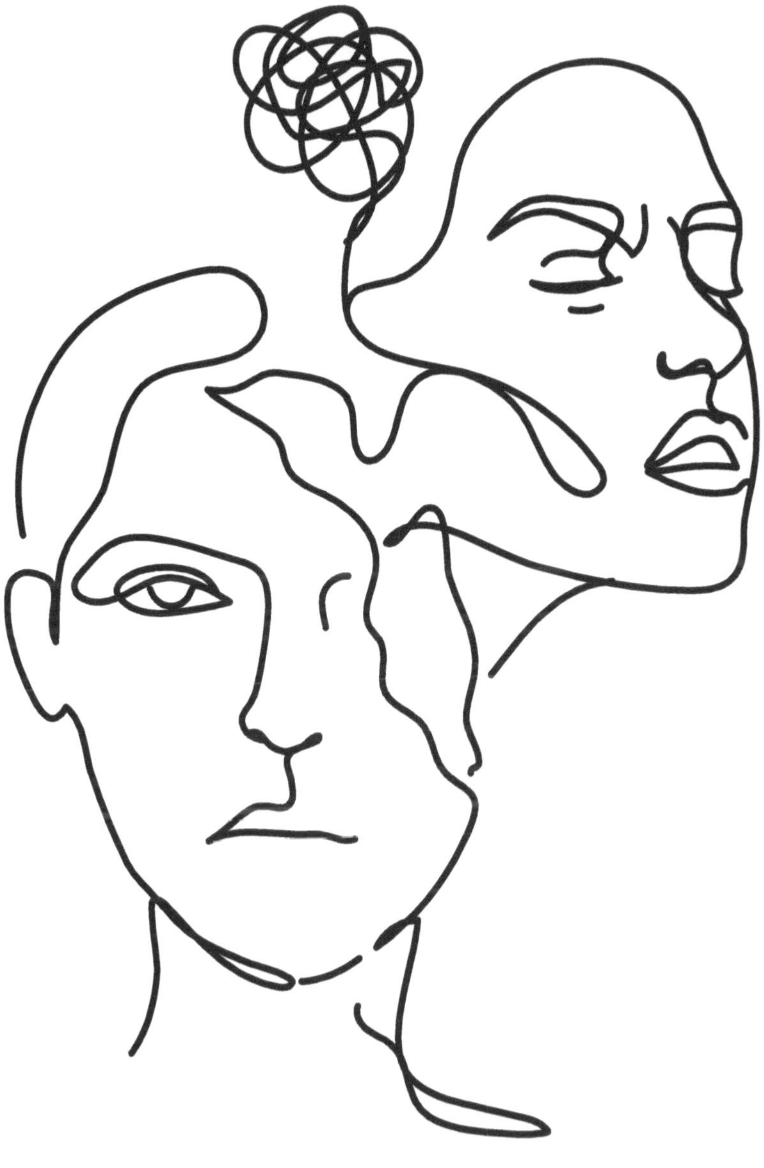

Kapitel 2

Frühe Anzeichen der Schizophrenie

Was sind die Frühsymptome der Schizophrenie?

Schizophrenie tritt gewöhnlich bei Männern im späten Teenageralter oder in den frühen Zwanzigern erstmals auf. Bei Frauen tritt sie in der Regel in ihren frühen Zwanzigern und Dreißigern auf. Der Zeitraum der ersten Symptome, bevor die Psychose voll ausbricht, wird als Prodromalperiode bezeichnet. Diese Symptome können Tage, Wochen, Monate oder sogar Jahre andauern. Es kann schwierig sein, sie zu erkennen, da es normalerweise keine spezifische Ursache gibt. Möglicherweise bemerkst du nur subtile Verhaltensänderungen, vor allem bei Teenagern. Einige dieser Verhaltensänderungen sind:

- Veränderung der Noten
- Sozialer Rückzug
- Konzentrationsschwierigkeiten
- Wutausbrüche
- Schlaflosigkeit

Nun möchte ich dir einige positive Symptome zeigen, die man als Anzeichen für Schizophrenie wahrnehmen kann.

Positive Symptome der Schizophrenie

In diesem Fall bedeutet das Wort „*positiv*“ nicht „gut“, sondern bestätigt vielmehr, dass man an Schizophrenie leidet oder leiden könnte. Es bezieht sich auf zusätzliche Gedanken oder Handlungen, die nicht in der Realität begründet sind.

Positive Symptome sind die am einfachsten zu erkennenden, die erstaunlichsten und vorwiegend diejenigen, die Beachtung verlangen. Vor zwanzig Jahren waren die positiven Symptome die Hauptsymptome, mit denen sich die Psychologen beschäftigten, da sie am direktesten mit der Psychose in Verbindung gebracht wurden.

Der Begriff *Psychose* bezieht sich nicht auf ein bestimmtes Problem (z. B. Schizophrenie oder bipolare Störung), sondern vielmehr auf den Zustand des Entzugs von Authentizität. Eine Psychose ist in der Regel ein vorübergehender Zustand, in dem eine Person positive Symptome wie Halluzinationen, Wahnvorstellungen, Katatonie, Täuschungen, Hirngespinste oder andere schrecklich merkwürdige Verstümmelungen des Denkens und der Einsichtsfähigkeit erfährt. Mehr darüber in einem späteren Abschnitt dieses Kapitels.

Bevor antipsychotische Medikamente zur Verfügung standen, verwendeten Menschen mit Schizophrenie und die Personen, die sich um sie kümmerten, einen Großteil ihrer Energie darauf, die quälenden positiven Symptome zu kontrollieren, die die Patienten unruhig und unzugänglich machten. Die Symptome können sich im Laufe der Zeit langsam entwickeln oder unerwartet und heftig auftreten wie ein starkes Fieber. Unabhängig davon ist es wichtig zu erkennen, wann etwas nicht in Ordnung zu sein scheint. Dann sollte man sich garantiert kompetente klinische und zusätzlich emotionale Wellness-Hilfe suchen.

Neuroleptische Medikamente vermindern regelmäßig die Vorstellungskraft oder töten sie ab, so dass ein begabter Heiler das Problem der Täuschung untersuchen kann, wenn es sich bei der Person zeigt.

Diese positiven Symptome werden manchmal als psychotische Symptome bezeichnet und können Folgendes beinhalten:

Halluzinationen
Halluzinationen werden auch als „Gedankenflüge“ bezeichnet, bei denen es sich um vorgetäuschte taktile Erkenntnisse handelt. Sie sind vermutlich die aufsehenerregendsten oder beängstigendsten Anzeichen einer Schizophrenie, sowohl für die betroffene Person als auch für ihre Umgebung. Diese imaginären Wahrnehmungen können jede einzelne Fähigkeit beeinflussen:

Das Gehör, in Form von hörbaren Träumen: Der Betroffene hört Stimmen oder Geräusche, die nicht da sind. Auditive Halluzinationen sind die wichtigste Variante.

Sehen, als sichtbare Halluzinationen: Die Person sieht etwas, das nicht wirklich da ist. Auffällige Träume können Zeichen sein, denen die Person mit Schizophrenie eine außerordentliche Bedeutung beimisst.

Geruch, als olfaktorische Gedankenflüge: Der Betroffene nimmt fremde Gerüche wahr (normalerweise üble Gerüche, wie z. B. verwesende Naturstoffe), die sonst niemand riecht.

Kontakt, als substanzielle Halluzinationen: Der Betroffene spürt die Anwesenheit einer Person oder Sache, obwohl niemand wirklich anwesend ist. Menschen mit psychischen Erkrankungen und Drogenproblemen haben häufig das Gefühl, dass Käfer über ihren Körper krabbeln.

Gedankenflüge werden von der Person mit Schizophrenie selbst wahrgenommen und nicht von anderen festgestellt. Die meisten Visualisierungen sind erschreckend, vor allem am Anfang; dann jedoch kann der Betroffene eine Methode finden, um den Gedankenflug in seiner veränderten Realität einzugrenzen, um ihn verständlicher zu machen.

Hörbare Fantasien sind bei Weitem die bekannteste Art von Mentalreisen. Sie können viele Formen annehmen, beginnen aber häufig mit Gemurmel oder Getuschel und werden später deutlicher. Die Person, bei der die Stimmen auftreten, kann nicht wahrnehmen, dass sie aus dem eigenen Kopf kommen. Sie glaubt, sie kämen von einer externen Quelle.

Die Stimmen sind regelmäßig kompromittierend oder anklagend und beschuldigen die Person, etwas Unrechtes getan zu haben. Wenn die Stimmen eine Person entschlossen dazu auffordern, etwas auszuführen, was sie normalerweise nicht tun würde, spricht man von Auftragsfantasien. Übrigens beschwert sich eine Person oft über die Stimmen, ist aber schließlich davon überzeugt, dass sie echt sind. Jemand, der auditive Mentalreisen erlebt, scheint sich in seinem eigenen Universum zu befinden, achtet nicht auf andere Menschen und starrt ins Leere. In manchen Fällen kann eine Person mit akustischen Fantasien versuchen, die Aufmerksamkeit auf die echte Person zu richten, mit der sie zusammen ist. Allerdings erwecken die Stimmen den Anschein, als ob sie mindestens zwei Personen gleichzeitig reden hören. Das macht es schwierig, genau oder schnell zu reagieren.

Die Stimmen können außerordentlich quälend sein und den Betroffenen daran hindern, sich richtig auszuruhen. Sie können auch schwanken, sodass der Betroffene nicht vorhersehen kann, wann sie sich wiederholen - ein erschreckender Zustand, mit dem man umgehen muss. Nervenaufreibende Umstände können dazu führen, dass die hörbaren Gedankenreisen abnehmen; sie können sich aber auch ohne erkennbaren Grund verstärken, den die Forscher noch nicht herausgefunden haben. Angenommen eine Person mit einem schizophrenen Problem wird mit der Wahrheit konfrontiert, dass keine andere Person ähnliche Stimmen hört. Die Person hört dann ganz auf, über sie zu sprechen. Die Behandlung mit antipsychotischen Medikamenten führt im Großen und Ganzen zu einer Verringerung oder Beseitigung der Stimmen, zumindest aber zu einer Verringerung der Angstgefühle im Zusammenhang mit den Stimmen.

Auch hier handelt es sich bei Halluzinationen um Gefühle, die nicht real sind. Das Hören einer Stimme ist die häufigste Halluzination die Menschen mit Schizophrenie haben. Die Stimmen können das Verhalten der Person kommentieren, sie beleidigen oder sogar Befehle geben. Zu den weniger häufigen Halluzinationen gehören das Sehen von Dingen, die nicht da sind, das Riechen von seltsamen Gerüchen, ein komischer Geschmack im Mund und das Spüren von Empfindungen auf der Haut.

Wahnvorstellungen

Unter den verschiedenen Formen untersuchter Schizophrenien gibt es einige, die bei den Patienten Anzeichen von Wahnvorstellungen hervorrufen. Um herkömmliche Wahnvorstellungen bei Schizophrenie zu verstehen, ist es wichtig, zunächst die Frage der Wahrnehmung zu betrachten.

In der Regel handelt es sich bei Wahnvorstellungen um unnatürliche Gefühle, die der betreffende Patient hegt - Gefühle, die von der traditionellen sozialen Basis des Patienten als „dumm" angesehen werden würden. Zu den Standardwahnvorstellungen gehört die Überzeugung, dass andere darauf aus sind, sie zu betrügen, gegen sie zu planen, zu intrigieren, sie auszubeuten, zu verwirren, zu verwanzen, auszuspionieren oder zu verletzen. Sie haben das Gefühl, dass sich dies auf sie selbst oder ihre Angehörigen bezieht.

So kann es sein, dass jemand der an Schizophrenie erkrankt ist, gegenüber praktisch jedem in seiner Umgebung misstrauisch ist. Wenn er beispielsweise in der Öffentlichkeit spazieren geht, könnte er davon überzeugt sein, dass alle Augen auf ihn gerichtet sind, dass über ihn gesprochen wird, dass jedes Telefon ein Gerät ist, das in seine Privatsphäre eindringt, und dass derjenige, der die Straße säubert in Wirklichkeit eine Art Spion ist. Ein Patient denkt vielleicht, dass das Radio oder der Fernseher direkt mit ihm oder über ihn spricht. Außerdem kann es sein, dass Betroffene davon ausgehen, ein Nachbar kontrolliere jede seiner Handlungen.

Eine häufige Form abnormaler Wahnvorstellungen ist die Überzeugung, dass die CIA, das FBI oder eine andere staatliche Einrichtung es für nötig befunden hat, Drähte oder ein Funkgerät in das Großhirn des Patienten einzubauen. Dadurch sind sie in der Lage, seine Gedanken zu überwachen und sogar seine Bewegungen zu steuern.

Andere durchschnittliche Wahnvorstellungen bei Schizophrenie werden als „geistige Exkursionen der Überlegenheit“ beschrieben, bei denen sich der Patient für eine äußerst beliebte Person hält - wie Jesus Christus, Napoleon Bonaparte oder den Präsidenten der Vereinigten Staaten. Sie können auch über ihre intime Beziehung zum Papst oder zu Mick Jagger sprechen.

Eine besonders gefährliche Wahnvorstellung ist die, dass der Patient seine eigenen Grenzen nicht erkennt. Dies wird von der modernen Allgegenwart von Superhelden in Comics, Fernsehsendungen und Filmen sinnvollerweise begrüßt. Unabhängig von der Quelle können sich Patienten selbst verletzen, wenn sie beschließen, ihre „Superkräfte“ zu demonstrieren, indem sie beispielsweise von einem zehnstöckigen Gebäude springen, um zu fliegen.

Es sollte klar sein, dass es verschiedene Wahnvorstellungen gibt, die aus einer Schizophrenie resultieren können. In solchen Fällen ist es wichtig, dass das klinische Personal und die Angehörigen des Patienten mit großem Eifer nach den Ursachen forschen, um die Auswirkungen praktisch abzuschwächen.

Katatonie

Die katatone Schizophrenie wird auch als Psychose bezeichnet. Dabei handelt es sich um eine anhaltende psychische Störung, zu der auch abnormes Verhalten wie Hyperaktivität gehört.

Das Erkennen der Anzeichen dieser Erkrankung ist von entscheidender Bedeutung, um eine angemessene Behandlung zu erhalten. Nur so kann man Komplikationen vorbeugen. Dieses psychologische Problem kann sich durch Symptome wie Unbeweglichkeit und allgemeinen Eifer bemerkbar machen. Eine Person mit geistiger Inbrunst hat normalerweise eine ungeheure Energie und zeigt hyperaktive Tendenzen wie Schwatzen oder Reden, ohne auf ihr Gegenüber zu achten.

Wie bei vielen anderen psychischen Erkrankungen sind auch bei der Katatonie-Schizophrenie die spezifischen Ursachen unklar. Auf jeden Fall haben Wissenschaftler festgestellt, dass eine Schädigung des Großhirns nachgewiesen werden kann, die diesen Zustand verursacht. Hinzu kommen verschiedene Faktoren wie die aktuellen Lebensumstände einer Person.

Die Forschung zeigt, dass bestimmte Faktoren (z. B. Konsum in der Jugend, Verletzungen in der Jugend, Anfälligkeit für Infektionen als Baby, erbliche Eigenschaften und Hunger im Embryo) als Auslöser für die schizophrenen Begleiterscheinungen gelten. Die Krankheit kann dazu führen, dass ein Individuum die Realität auf unnatürliche Weise sieht und sich unangemessen verhält. Glücklicherweise wird diese Art der Schizophrenie heutzutage immer seltener, dank der Entwicklung von Medikamenten, die eine schnellere Genesung ermöglichen.

Tatsächliche Stabilität ist das bekannteste Symptom der Katatonie genannten Schizophrenie. Sie tritt auf, wenn eine Person apathisch gegenüber Bewegung und Flexibilität ist. Sie könnten beschließen, Umweltelemente völlig zu ignorieren.

Eine weitere verwandte Nebenwirkung ist als wachsartige Anpassungsfähigkeit bekannt. Dabei bleiben die Arme oder Beine einer Person über einen längeren Zeitraum in bestimmten Positionen stehen. Fachleute gehen davon aus, dass dies auf eine Willensschwäche hindeutet, auch wenn die Ursache dafür noch nicht ganz geklärt ist. Umgekehrt können einige Patienten wild gestikulieren und sich in einem hyperaktiven Tempo bewegen. Beim Spazierengehen können sie unbeholfen sein und einen abnormalen Gang zeigen.

Hin und wieder kommt es vor, dass Patienten regelmäßige Tätigkeiten wie Putzen, Kochen und andere damit verbundene Aufgaben aufgeben. Es ist wichtig, dass Angehörige oder Freunde und Familienmitglieder der Patienten verstehen, dass dieser Antriebsmangel auf die Krankheit zurückzuführen ist und nichts mit Apathie zu tun hat. Auch Fantasien und Tagträume zeigen sich als außerordentlich praktisch für Schizophrene, da viele von ihnen ihre Krankheit nicht akzeptieren wollen. Das psychologische Problem beeinflusst auch die Fähigkeit der Patienten, einfache Entscheidungen zu treffen und/oder sich an grundlegende Informationen zu erinnern. Infolgedessen kann das Sprechen mit anderen immer schwieriger werden.

Katatonie ist ein Zustand, der dazu führen kann, dass die Person aufhört zu sprechen. Der Körper kann statisch sein und über einen längeren Zeitraum in einer einzigen Position verharren.

Desorganisierte Symptome der Schizophrenie

Dies sind auch positive Symptome, die zeigen, dass die Person nicht klar denken oder wie erwartet reagieren kann. Einige der

Formen der desorganisierten Symptome der Schizophrenie sind:

- Schnelles Wechseln von einem Gedanken zum nächsten ohne logische Zusammenhänge
- Sprechen von Wörtern oder Bilden von Sätzen, die keinen Sinn ergeben, oder Verwendung von unsinnigen Wörtern, die es der Person erschweren, sich mit anderen zu verständigen oder ein Gespräch zu führen
- Langsame Bewegungen
- Unfähigkeit, Entscheidungen zu treffen
- Exzessives, unsinniges Niederschreiben
- Vergessen oder Verlieren von Dingen
- Wiederholung von Bewegungen oder Gesten (z. B. Patrouillengang, Gehen im Kreis)
- Probleme, alltägliche Anblicke, Geräusche und Gefühle wahrzunehmen

Kognitive Symptome der Schizophrenie

Ähnlich wie die negativen Anzeichen sind auch die psychischen Symptome schwer zu erkennen, da sie weniger auffällig sind. Diese Anzeichen können jedoch heftige Schmerzen verursachen, und für die betroffenen Personen ist es schwierig, ein normales Leben zu führen.

Dies sind einige häufige Anzeichen für Schizophrenie, die du kennen solltest. Wer an dieser unheilvollen Krankheit leidet, muss sich schnell in ärztliche Behandlung begeben, auch wenn er sich dessen nicht bewusst ist. Daher ist es deine persönliche Verpflichtung, Angehörige oder Gefährten, die an dieser Störung leiden, zu beobachten und zu unterstützen.

Die Person hat Schwierigkeiten, Informationen zu verstehen und sie für Entscheidungen zu nutzen; manchmal bezeichnet ein Arzt dies als schlechte exekutive Funktion.

Einige Beispiele für die kognitiven Symptome der Schizophrenie sind;

- Unfähigkeit, sich zu konzentrieren oder aufmerksam zu sein
- Unmittelbare Verwendung von Informationen, nachdem sie gelernt wurden - dies wird als „Arbeitsgedächtnis" bezeichnet.

Nachdem wir nun einige der positiven Symptome durchgesprochen haben, wollen wir nun einige der negativen Gegenstücke untersuchen.

Negativsymptome der Schizophrenie

Das Wort „*negativ*" bedeutet hier nicht „schlecht". Es verweist auf das Fehlen von normalem Verhalten bei Menschen mit Schizophrenie.

Negative Symptome beziehen sich auf das Fehlen von Merkmalen einer normalen Funktion. Im Vergleich zu den positiven Symptomen sind sie weniger offensichtlich und daher schwieriger zu erkennen. Die Patienten leiden unter Motivationsverlust, Apathie, sozialem Rückzug und vielem mehr. Die Patienten können auch Veränderungen im Ausdruck ihrer Gefühle zeigen.

Negative Symptome sind das, was im Kopf einer Person aufgrund von schizophrenen Problemen fehlt. Oft sind die

Negativsymptome nicht klar erkennbar, sodass sie häufig mit Unglücklichsein oder Inaktivität verwechselt werden - sie sind jedoch für die Schizophrenie von Bedeutung und können sich als ebenso schwächend erweisen wie die offensichtlichen Positivsymptome. Trotz ihres äußeren Erscheinungsbildes handelt es sich bei den Negativsymptomen der Schizophrenie um grundlegende Probleme des frontalen Kortex.

Sie sind nicht das direkte Ergebnis eines Mangels an moralischer Faser. Eine Person mit kritischen Ergebnissen der Schizophrenie kann auf ihre Umgebung „schlafend" wirken - abgeschottet von der Welt. Die Sprache der Person kann monoton oder gleichförmig sein und nur die grundlegendsten Meinungen wiedergeben. Viele Experten sind der Meinung, dass negative Anzeichen früher auftreten können als positive Anzeichen.

Die modernen Heilmittel sind zwar in der Lage, die positiven Sekundärsymptome zu behandeln, haben aber weniger Erfolg bei den negativen Symptomen. Diese können unverändert bleiben, während die positiven Symptome verschwinden.

Zu den negativen Symptomen der Schizophrenie gehören:

- Fehlen von Emotionen oder eine eingeschränkte Bandbreite von Emotionen
- Rückzug von Familie, Freunden und sozialen Aktivitäten (Isolation)
- Geringe Energie
- Verminderte Sprachfähigkeit
- Mangel an Motivation

- Verlust der Freude
- Verlust des Interesses am Leben
- Schlechte Hygiene und Pflegegewohnheiten

Andere frühe Anzeichen von Schizophrenie

Wie wir heute wissen, ist die Schizophrenie eine schwer einzuschätzende Erkrankung. Im Gegensatz zu dem, was die große Mehrheit glaubt, haben Schizophrene keine „gespaltene Persönlichkeit" und stellen selten eine Gefahr für sich selbst oder andere dar. Alles in allem sind sich Experten für emotionales Wohlbefinden und Angehörige von analysierten Personen einig, dass es erkennbare frühe Anzeichen für Schizophrenie gibt. Da das Problem - vor allem im Anfangsstadium - durchaus behandelbar ist, ist es wichtig, so bald wie möglich professionelle Hilfe in Anspruch zu nehmen. Die hier dargelegten Daten dienen als Leitfaden dafür, wann man Hilfe suchen sollte und nicht dafür, wie man eine Selbstanalyse durchführt.

Es gibt zwar einen sporadischen, unerwarteten Beginn der Krankheit, doch meistens tritt sie schleichend auf. In der Regel werden sich Angehörige des Patienten zurückerinnern und erkennen, dass sie die Anzeichen bereits seit längerer Zeit wahrgenommen haben. *Helpguide.org* hat die unzähligen Nebenwirkungen in fünf Kategorien eingeteilt: Negative Symptome, mentale Trips, Hirngespinste, verwirrte Gespräche und kompliziertes Verhalten.

Die angeblichen „pessimistischen" Symptome beziehen sich nicht auf das Verhalten einer Person, sondern vielmehr auf das Fehlen von Gefühlen oder Verhaltensweisen, die normalerweise bei gesunden Menschen auftreten.

Als Nächstes folgen einige der ersten Anzeichen, die zu beachten sind:

Enthusiastische Artikulation: dröhnende Stimme; passives Gesicht; keine Verbindung von Auge zu Auge

Sozialer Rückzug: fehlende Achtsamkeit oder fehlendes Interesse an den Faktoren der Umgebung; Absonderung

Inspiration: Verfall der privaten Sauberkeit; fehlende Freude am alltäglichen Leben; Unfähigkeit, Übungen zu beginnen oder zu beenden

Diskussion: kurze oder nicht vorhandene Gespräche

Bei der Schizophrenie können alle fünf Erkennungsmerkmale auftreten, wobei akustische Halluzinationen am bekanntesten sind. Der Patient nimmt etwas an, das ausschließlich ihm selbst begegnet - häufig Stimmen oder Träume. Größtenteils handelt es sich bei den Fantasien um jemanden, den der schizophrene Patient kennt. Die Forschung geht davon aus, dass die von einem Schizophreniekranken als von außen stammend gedeuteten Stimmen oder Träume in Wirklichkeit seine innere Stimme ist. Ein verworrener Sprachgebrauch ist das äußere Anzeichen für die gespaltene Denkweise eines schizophrenen Menschen. Betroffene haben regelmäßig Konzentrationsschwierigkeiten und können ihre Gedankengänge nicht richtig einordnen. Angehörige können erfundene Wörter oder Dialekte hören, die Person kann von einem Punkt zum anderen springen oder mitten im Satz das Thema wechseln. Es kann sein, dass der Betroffene immer wieder genau das Gleiche sagt. Oder sie verwenden Sprachmuster (z. B. gereimte Wörter) in einer Weise, die für andere keinen Sinn ergibt.

Wiederum aufgrund des gespaltenen Denkens werden typische Sachaufgaben gestört. Das verworrene Verhalten äußert sich in einer Abnahme der allgemeinen täglichen Arbeit, sodass der Betroffene nicht in der Lage ist, sich wirklich auf sich selbst zu konzentrieren, bei der Arbeit oder in der Schule mitzuarbeiten und/oder typische Kontakte mit anderen zu pflegen. Andere Erscheinungsformen sind übermäßig leidenschaftliche Reaktionen und unlogische Handlungen.

***Bevor wir fortfahren, möchte ich dir eine wahre Geschichte zu diesem Konzept erzählen, da sie dir eine große Hilfe sein könnte. Ich denke, es ist gut für dich, meine Geschichte zu hören, da sie eine persönliche Note zu diesem Thema bietet*.**

Diese Geschichte ist Teil meines eigenen Lebens. Bei meinem geliebten Bruder wurde im Alter von neunundzwanzig Jahren Schizophrenie diagnostiziert, seitdem gilt er als behindert und erhält eine kleine Rente.

Er hat keine Familie und lebt mit unserer alternden Mutter in einem gemeinsamen Haushalt. Er hat die Höhen und Tiefen des Lebens verpasst - Job, Karriere, Hausbau, Urlaub, Ferien - und lebt nur noch in einer virtuellen Welt.

Wenn man sich mit ihm unterhält, ist er gut informiert, intelligent und interessiert.

Nachts ist er im Internet aktiv, und tagsüber ruht er sich gerne aus.

Die Medikamente zur Kontrolle seines Geistes machen ihn müde und schwindlig, so dass er bis zu vierzehn Stunden am Tag schläft. Er wollte der Medikamentenfalle entkommen. Doch dann erschienen die Geister - Stimmen, die flüsterten, Agenten, die hinter ihm her waren, und die Überwachung durch fremde Mächte.

Er erlebte pure Angst, die ihm den Atem verschlug. Er dekorierte sogar sein Zimmer mit Silberpapier, um die elektrischen Signale abzuschirmen.

Er schaffte es, die ganze Familie leiden zu lassen. Unser Onkel, unsere Mutter und andere unterstützten ihn, aber nur finanziell. Niemand kümmerte sich wirklich um ihn - auch ich nicht.

Ich bot ihm einen gut bezahlten Job an, aber er hatte zu viel Angst, seine kleine Rente zu verlieren. Wieder Angst.

Der ungesunde Lebensstil führte zu Diabetes und einer Erkrankung seiner Füße. Da ihm eine Amputation drohte, beschloss er, es mit alternativer Medizin zu versuchen, nämlich mit einer Ozonbehandlung. Nachdem er nun ein Vermögen für diese Behandlung ausgegeben hat, ist er immer noch nicht vollständig geheilt. Es fehlt ihm an Disziplin, seine Zuckerzufuhr zu regulieren. Meine Mutter, die ihm in den wichtigsten Phasen seines Lebens geschadet hat, ist jetzt von ihm süchtig.

Als Neugeborenes wurde er bis zu seinem zweiten Lebensjahr in einer Säuglingsauffangstation abgegeben. Er wurde nie gestillt; er hat nie die Liebe einer Mutter gespürt. Ich erinnere mich, wie er seinen Kopf auf den Boden schlug, bis er blutete, als er aus dem Säuglingsheim in unser Haus gebracht wurde. Als er dreizehn Jahre alt war, wurde er von unserer Mutter versetzt, weil sie nach der Scheidung wieder heiraten wollte. Sie hielt sich nicht für gesund genug, um sich um ihn zu kümmern. Da er sehr intelligent war, schaffte er sein Examen und begann als Software-Ingenieur nach Fehlern in großen IBM-Systemen zu suchen, wobei er meist nachts arbeitete.

Leider konnte er dem Druck nicht standhalten und wurde krank. Ich erinnere mich, wie ich ihn in der psychiatrischen Klinik in München besuchte, nachdem er einen Nervenzusammenbruch erlitten hatte. Das war ein Schock.

Als ihr zweiter Mann im Alter von dreiundneunzig Jahren verstarb, begann unsere Mutter sich persönlich um ihren Sohn zu kümmern. Sie unterstützte ihn finanziell und kümmerte sich auch um ihn. Sie räumte regelmäßig seine Unordnung auf und tat, was sie konnte.

Als die Jahre ins Land zogen, zog er in ihre Wohnung ein, und die beiden schlossen eine Partnerschaft, um sich gegenseitig zu versorgen. Und beide entdeckten einen gemeinsamen Sinn im Leben.

Ich glaube, das war ein guter Schritt: Das Leben hatte einen Sinn - eine Verantwortung. Natürlich stritten sie sich, es gab Höhen und Tiefen, aber sie hielten zusammen. Obwohl er lethargisch ist, kann mein Bruder jetzt aufstehen, meiner Mutter das Frühstück servieren und ihr den Rücken streicheln. Das hat er in seinem ganzen Leben noch nie getan.

Sie kann seine Wäsche waschen und sich finanziell um ihn kümmern.

Viele sind der Meinung, dass diese Regelung viel besser ist, als wenn die beiden getrennt in einer Einrichtung für betreutes Wohnen leben würden - ich gehöre auf jeden Fall zu dieser Gruppe.

Auch wenn er schizophren ist und täglich leidet, bekommt er einen Einblick in das Leben, und meine Mutter kann sich selbst verzeihen und sich erholen. Sie sind also in der Lage, von den inneren Wunden zu heilen.

So kann ein schizophrener Partner eine Quelle des Glücks sein, denn er ist in der Lage, das Beste in einem anderen hervorzubringen.

Rückfall

Die meisten Menschen mit Schizophrenie erholen sich, doch bei vielen kehren die Symptome gelegentlich zurück (Rückfall).

Unterstützung und Behandlung können dir helfen, mit deiner Erkrankung und den Auswirkungen auf dein Leben umzugehen.

Wenn du dich um deine eigene Gesundheit kümmerst, kann das auch die Behandlung deiner Erkrankung erleichtern und dazu beitragen, Angstzustände, Depressionen und Müdigkeit zu verringern. Es kann dir helfen, eine bessere Lebensqualität zu haben und aktiver und unabhängiger zu werden.

Eine der besten Maßnahmen, um sich selbst zu helfen, ist die Selbstfürsorge, die Folgendes umfasst:

- Aufrechterhaltung einer guten körperlichen und geistigen Gesundheit

- Vorbeugung von Krankheiten und Unfällen
- Effizienter Umgang mit kleineren Beschwerden und langfristigen Erkrankungen

Im Rahmen des Pflegeprogramms wirst du regelmäßig mit deinem Pflegeteam in Kontakt sein. Wenn du eine gute Beziehung zu deinem Team hast, kannst du deine Symptome oder Sorgen leicht besprechen. Je mehr sie wissen, desto besser können sie dir helfen.

Wenn du mit einem guten medizinischen Team zusammenarbeitest, kannst du die Anzeichen einer akuten Schizophrenie leicht erkennen.

Wenn du lernst, die Anzeichen für dein Unwohlsein zu erkennen, kann dir das helfen, deine Krankheit zu bewältigen. Zu den Anzeichen können Appetitlosigkeit, Angst- oder Stressgefühle oder Schlafstörungen gehören.

Vielleicht bemerkst du auch, dass sich mildere Symptome entwickeln, wie z. B:

- Misstrauen oder Angstgefühle
- Du machst dir Sorgen über die Motive der Menschen
- Du hörst leise Stimmen
- Schwierigkeiten, sich zu konzentrieren

Du kannst auch eine Person deines Vertrauens bitten, dir zu sagen, wenn sie Veränderungen in deinem Verhalten bemerkt.

Das Erkennen der ersten Anzeichen einer akuten Schizophrenie kann nützlich sein, da eine schwerwiegendere

Episode durch den Einsatz von antipsychotischen Medikamenten und zusätzliche Unterstützung verhindert werden kann.

Wenn du eine weitere akute Schizophrenie erlebst, sollte dein schriftlicher Betreuungsplan befolgt werden, insbesondere eine Voraussage oder ein Krisenplan.

Dieser Plan enthält die wahrscheinlichen Anzeichen für einen sich anbahnenden Rückfall und die zu ergreifenden Maßnahmen, einschließlich des Zugangs zu Notfallkontaktnummern.

Eine weitere Möglichkeit, Rückfälle vorzubeugen, ist die regelmäßige Einnahme deiner Medikamente wie vorgeschrieben.

Es ist wichtig, dass du deine Medikamente wie vorgeschrieben einnimmst, auch wenn du dich schon besser fühlst. Die kontinuierliche Einnahme von Medikamenten kann helfen Rückfälle zu verhindern.

Wenn du Fragen oder Bedenken zu deinen Medikamenten oder Nebenwirkungen hast, sprich mit deinem Betreuer.

Es kann auch nützlich sein, die Packungsbeilage des Medikaments zu lesen, um sich über mögliche Wechselwirkungen mit anderen Medikamenten oder Nahrungsergänzungsmitteln zu informieren.

Erkundige dich bei deinem Ärzteteam, wenn du rezeptfreie Mittel wie Schmerzmittel oder Nahrungsergänzungsmittel einnehmen willst, da diese manchmal Wechselwirkungen mit deinem Medikament haben können. Wenn du das Problem mit Medikamenten in den Griff bekommst, kannst du einen erneuten Rückfall verhindern.

Ein weiterer wichtiger Aspekt bei der Vorbeugung von Rückfällen ist die Aufrechterhaltung eines gesunden Lebensstils. Neben der Überwachung deiner psychischen Gesundheit sollte dein Betreuungsteam und dein Hausarzt auch deine körperliche Gesundheit überwachen.

Eine gesunde Lebensweise, einschließlich einer ausgewogenen Ernährung mit viel Obst und Gemüse und regelmäßiger Bewegung, ist gut für dich und kann dein Risiko, an Herz-Kreislauf-Erkrankungen oder Diabetes zu erkranken, verringern. Außerdem solltest du versuchen, zu viel Stress zu vermeiden und einen regelmäßigen Schlafrhythmus einzuhalten.

Du solltest dich mindestens einmal im Jahr bei deinem Hausarzt untersuchen lassen, um dein Risiko für Herz-Kreislauf-Erkrankungen oder Diabetes zu überwachen. Dabei wird dein Gewicht gemessen, dein Blutdruck überprüft und eine Reihe anderer Routineuntersuchungen durchgeführt.

Ein weiterer wichtiger Punkt, den du beachten solltest: Wenn du Raucher bist, solltest du so schnell wie möglich aufhören zu rauchen. Die Raucherquote bei Menschen mit Schizophrenie ist dreimal so hoch wie in der Allgemeinbevölkerung. Wenn du rauchst, hast du außerdem ein höheres Risiko, an Krebs oder Herzkrankheiten zu erkranken.

Die Forschung hat gezeigt, dass ein Rauchstopp klare Vorteile für die körperliche Gesundheit hat, aber auch die *psychische* Gesundheit von Menschen mit Schizophrenie verbessert.

Untersuchungen haben gezeigt, dass die Wahrscheinlichkeit, mit dem Rauchen aufzuhören, bis zu viermal höher ist, wenn du neben Medikamenten zur Raucherentwöhnung wie Pflastern, Kaugummis und Inhalatoren auch Unterstützung vom Gesundheitsdienst erhältst.

Frage Gesundheitsberater, um mehr darüber zu erfahren.

Wenn du antipsychotische Medikamente einnimmst und mit dem Rauchen aufhören willst, solltest du vorher unbedingt mit deinem Hausarzt oder Psychiater sprechen.

Die Dosierung deiner verschreibungspflichtigen Medikamente muss möglicherweise überwacht werden. Außerdem könnte die Einnahmemenge reduziert werden.

Es versteht sich von selbst, dass auch Drogen und Alkohol vermieden werden sollten.

Alkohol und Drogen können deine Symptome zwar kurzfristig lindern, verschlimmern sie aber wahrscheinlich auf lange Sicht.

Alkohol kann Depressionen und Psychosen verursachen, während illegale Drogen die Schizophrenie verschlimmern können. Drogen und Alkohol können auch schlecht mit antipsychotischen Medikamenten reagieren.

Wenn du derzeit Drogen oder Alkohol konsumierst und es dir schwerfällt, damit aufzuhören, bitte deinen Betreuer um Rat und vergiss nicht...

- Gut zu essen
- Halte dein Wohlbefinden und deine körperliche Gesundheit aufrecht.

Dies wird dir helfen, die aktuellen Symptome zu lindern und die Wahrscheinlichkeit eines Rückfalls zu verringern.

Im Folgenden wollen wir einige der Ursachen der Schizophrenie untersuchen.

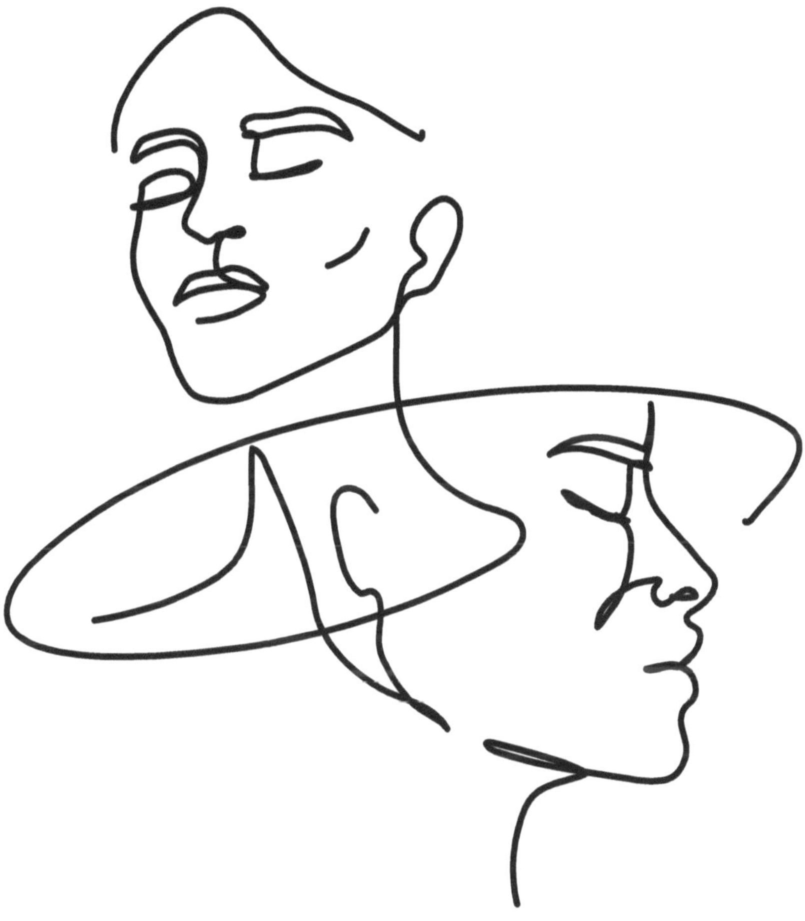

Kapitel 3:

Ursachen der Schizophrenie

Was verursacht Schizophrenie?

Es ist wichtig, darauf hinzuweisen, dass es derzeit keine endgültige Ursache für Schizophrenie gibt. Stattdessen sind sich Forscher, Experten, Kliniker, Psychologen und Fachleute in einem Punkt einig: Die Entwicklung einer Schizophrenie bei einer Person ist eine Funktion von Risiken und Auslösern. Menschen, die für die Entwicklung einer solchen Störung prädisponiert sind, zeigen daher mit größerer Wahrscheinlichkeit Symptome, wenn sie bestimmten Umwelteinflüssen ausgesetzt sind oder bestimmte Auslöser wahrnehmen. In diesem Abschnitt werfen wir einen Blick auf die Risiken und Auslöser, die zur Manifestation schizophrener Symptome führen.

Auf der Grundlage einer Fülle von Langzeitforschungen ist die genaue Ursache der Schizophrenie noch nicht bekannt. Aber genau wie Krebs und Diabetes ist auch die Schizophrenie eine echte Krankheit mit einer biologischen Grundlage.

Schizophrenie könnte das Ergebnis einiger einzigartiger Elemente sein. Manche sagen, dass sie eine Folge von erblichen Eigenschaften ist, die in der Familie vorkommen. Es wird gesagt, dass einige wenige Eigenschaften, die zusammenkommen, Schizophrenie verursachen können. Eine andere Begründung dafür, warum sich Schizophrenie bei jemandem manifestieren könnte, ist eine direkte Folge von Problemen, die er bei seinem Eintritt in die Welt gehabt haben könnte. Verwicklungen, die das Kind beunruhigen, führen häufig zu einer späteren Entwicklung von Schizophrenie. Ein weiterer denkbarer Grund für Schizophrenie sind neuronale Transmitter, die ins Großhirn wandern. Korrespondenzen zwischen Nervenzellen könnten dazu führen, dass sich die synthetischen Substanzen im Gehirn verschieben und eine Schizophrenie auslösen. Dies sind einige der Variablen, die derzeit als Ursachen für Schizophrenie in Betracht gezogen werden.

Eines der ersten Anzeichen für Schizophrenie ist eine ständige Unordnung. Diese wird dann durch plötzliche Veränderungen in Verhalten und Charakter verstärkt. Einige an Schizophrenie Erkrankte werden häufig Dinge tun, die für sie untypisch sind. Dies führt dann zu Gedankenflügen und Fantasien, die sie unter bestimmten Umständen oder an bestimmten Orten annehmen. Zum Beispiel kann die Person anfangen zu glauben, dass Dinge und/oder Personen in einem bestimmten Bereich nicht wirklich da sind.

Dementsprechend beginnen sie, sich von Begleitern, Freunden und Familie zu entfernen. Das liegt nicht nur an den Träumen, sondern ist eine zusätzliche Folge des Misstrauens gegenüber dem, was sie diesen Personen zutrauen. In vielen

Fällen entsprechen die auftretenden Halluzinationen der Annahme des Betroffenen, dass er ein Opfer der Umstände ist. Wenn die Schizophrenie nachlässt, kann sie zu Problemen führen, die den Diskurs betreffen.

Verwirrtes Denken ist ein weiterer Aspekt der Schizophrenie. Die Betroffenen springen oft von einem Thema zum nächsten, ohne einen Zusammenhang herzustellen. Dies ist eine Folge der Visualisierungen, die ihre Schizophrenie hervorgebracht hat.

In der Regel haben Menschen mit Schizophrenie wilde Gefühle des Schreckens und der Empörung. Dies ist häufig eine Nachwirkung der Visualisierungen, die zu geschehen beginnen. Häufig haben Menschen mit Schizophrenie das Gefühl, dass sie unter bestimmten Umständen betrogen werden. Dazu gehört auch die Neigung zu glauben, dass sie in irgendeiner Weise schlecht behandelt werden.

Menschen mit Schizophrenie können auf mehr als eine Weise reagieren, um ihre Gedanken zu kontrollieren oder zu begrenzen. Einige gehen zu Medikamenten- und Alkoholmissbrauch über. Bei Schizophrenen überwiegt die Abhängigkeit von einigen äußeren Kräften. Man kann auch feststellen, dass die Verhaltensweisen und Charakterveränderungen bei einer schizophrenen Person nicht vorhersehbar sind. Normalerweise ist die Selbstzerstörung eine der Folgen von Schizophrenie-Erkrankten.

Für Schizophrenie gibt es noch keine feste Behandlung. Diejenigen, die verschiedene Wege in Bezug auf Schizophrenie erforschen, versuchen immer noch, die spezifische Ursache der

Krankheit aufzuspüren - und eine angemessene Methode zur Behandlung der Symptome. Ungeachtet der Unklarheit gibt es ein paar verschiedene Rezepte, die zur Verringerung der Anzeichen eingesetzt werden können. Bevor man sich dafür entscheidet, sollte man sich jedoch über die Nachwirkungen und die möglichen Langzeitfolgen informieren. Einige entscheiden sich für eine Genesung oder eine Psychotherapie, anstatt sich mit einem Medikament behandeln zu lassen.

Schizophrenie ist nachweislich keine Verhaltensstörung, und die Betroffenen stellen im Allgemeinen keine Gefahr für andere dar. Wenn man von einer schizophrenen Person weiß und versteht, was sie durchmacht, kann man ihr helfen und ihr das Gefühl der Angst vor den Halluzinationen und anderen Problemen nehmen. Wenn man die Merkmale und Verhaltensweisen eines Schizophrenen versteht, kann man ihm helfen, sich an ein gewisses Maß an Normalität zu gewöhnen.

Forscher haben eine Reihe von Faktoren aufgedeckt, die die Wahrscheinlichkeit erhöhen, dass jemand an Schizophrenie erkrankt, darunter:

Umgebung

Dinge wie Virusinfektionen, der Kontakt mit Giften wie Marihuana oder sehr stressige Situationen können bei Menschen, deren Gene sie anfälliger für diese Krankheit machen, Schizophrenie auslösen. Schizophrenie tritt häufiger auf, wenn der Körper hormonelle und körperliche Veränderungen durchläuft, wie dies in der Jugend und im jungen Erwachsenenalter der Fall ist.

Genetik (Vererbung)
Vereinfacht ausgedrückt legt diese Hypothese nahe, dass Schizophrenie im Blut liegt. Die Literatur, die auf die Vererbung als Risiko für die Entwicklung von Schizophrenie hinweist, wird durch Untersuchungen an eineiigen Zwillingen gestützt.

Eineiige Zwillinge haben dieselben Gene. Selbst wenn sie in unterschiedlichen Umgebungen aufgewachsen sind, steht die Wahrscheinlichkeit, dass ein Zwilling an Schizophrenie erkrankt, bei eins zu zwei. Bei zweieiigen Zwillingen steht die Chance, dass einer von ihnen an Schizophrenie erkrankt, wenn der andere es tut, bei eins zu sieben. Eine Reihe von Forschungsdaten deutet außerdem auf die folgenden Inzidenzraten hin

- 9 Prozent für Geschwisterkinder
- 14 Prozent bei Kindern, bei denen ein Elternteil an Schizophrenie erkrankt ist
- 37 Prozent bei Kindern, deren Eltern beide an Schizophrenie erkrankt sind

Es ist jedoch zu beachten, dass die in der Literatur und in Forschungsstudien gesammelten Zahlen keinen absoluten Hinweis auf die Entstehung von Schizophrenie in Familien geben. Es gibt andere Risikofaktoren und Auslöser, die berücksichtigt werden müssen, bevor ein solcher Zusammenhang als endgültig angesehen werden kann.

Schizophrenie kann familiär gehäuft auftreten. Das bedeutet, dass Eltern eine höhere Wahrscheinlichkeit für eine Schizophrenie an ihre Kinder weitergeben können.

Erbliche Variablen spielen beim Auftreten von Schizophrenie eine wichtige Rolle. Studien haben gezeigt, dass eine Person mit einem schizophrenen familiären Hintergrund eher dazu neigt, das psychische Problem selbst zu fördern. Messungen bezüglich dieser Neigung zur Schizophrenie zeigen, dass Personen mit einem schizophrenen familiären Hintergrund eine 10-prozentige Chance haben, an der Krankheit zu erkranken. Personen ohne einen schizophrenen familiären Hintergrund haben dagegen nur eine 1-prozentige Chance.

Die Genetik ist jedoch nur ein beeinflussender Faktor, nicht ein entscheidendes Element. Dies wird dadurch bestätigt, dass 60 Prozent der Personen, die an Schizophrenie erkranken, keinen familiären Hintergrund haben. Bei der Untersuchung des ökologischen Aspekts der Ursachen, die für Schizophrenie verantwortlich sind, haben Forscher nachgewiesen, dass ein erhöhtes Maß an Stress für die Auslösung von Schizophrenie verantwortlich ist. Ein erhöhter Druck verursacht nicht nur biochemische Veränderungen im Körper, sondern erhöht auch das Hormon Cortisol.

Schizophrenie tritt in der Regel familiär gehäuft auf. Allerdings geht man nicht davon aus, dass ein einzelnes Gen dafür verantwortlich ist. Es ist wahrscheinlicher, dass verschiedene Kombinationen von Genen die Menschen anfälliger für die Krankheit machen. Das Vorhandensein dieser Gene bedeutet jedoch nicht unbedingt, dass man an Schizophrenie erkranken wird.

Komplikationen und unzureichende Versorgung während Schwangerschaft und Geburt

Bei Kindern, bei denen es während der Geburt zu Komplikationen kommt, ist das spätere Risiko an Schizophrenie zu erkranken deutlich höher. Angenommen, es gibt Komplikationen während der Geburt, so kann dies zu einer Hypoxie im neonatalen Gehirn führen. Dies erhöht die Wahrscheinlichkeit, dass das Kind später an Schizophrenie erkranken wird. Dieser Befund wurde durch Untersuchungen von Kreatur Modellen, epidemiologischen, molekularen und erblichen (genetischen) Untersuchungen bestätigt. Während der gesamten Schwangerschaft sind die rechtmäßige Vermeidung von Druck und die Beibehaltung einer gesunden Ernährung wichtige Bestandteile.

Studien haben gezeigt, dass die Wahrscheinlichkeit, ein Kind mit Schizophrenie zur Welt zu bringen, bei hungernden oder sich nicht gesund ernährenden Müttern sehr hoch ist. Bei einer Untersuchung von schwangeren Frauen in Finnland während des Winterkriegs 1939 wurde festgestellt, dass Schwangere, die während der Schwangerschaft vom Tod ihres Mannes wussten und daher unter großem Stress standen, mit größerer Wahrscheinlichkeit ein Kind mit Schizophrenie zur Welt brachten als Schwangere, die erst nach der Geburt vom Tod ihres Partners erfuhren.

Mütter, die sich während der Schwangerschaft mit Viren anstecken (z. B. mit einer mütterlichen Genitalkrankheit), haben ebenfalls ein höheres Risiko, Kinder mit Schizophrenie zu gebären.

Untersuchungen haben gezeigt, dass Menschen, die an Schizophrenie erkrankt sind, vor und während der Geburt mit größerer Wahrscheinlichkeit Komplikationen erleben, wie z. B:

- ein niedriges Geburtsgewicht
- Vorzeitige Wehen
- Sauerstoffmangel (Asphyxie) während der Geburt

Möglicherweise haben diese Faktoren einen subtilen Einfluss auf die Entwicklung des Gehirns.

Darüber hinaus zeigen Untersuchungen einen Zusammenhang zwischen Schizophrenie und Schwangerschaftskomplikationen. Es wurde festgestellt, dass Menschen, die eine Schizophrenie entwickeln, während der Schwangerschaft Komplikationen wie Frühgeburt, niedriges Geburtsgewicht, Asphyxie und/oder Sauerstoffmangel bei der Geburt ausgesetzt waren. Insgesamt können Geburtskomplikationen auch die Entwicklung der Gehirnstruktur beeinträchtigen.

Gehirnchemie und Schaltkreise

Für Menschen mit Schizophrenie kann es schwierig sein, bestimmte Gehirnchemikalien, die so genannten Neurotransmitter, zu regulieren. Diese Neurotransmitter sind für Chemikalien verantwortlich, die bestimmte Bahnen oder „Schaltkreise" von Nervenzellen steuern, die Denken und Verhalten beeinflussen.

Studien an Menschen mit Schizophrenie haben gezeigt, dass es subtile Unterschiede in der Struktur ihrer Gehirne gibt. Diese Veränderungen sind nicht bei allen Schizophrenie-Patienten zu beobachten und können auch bei Menschen auftreten, die nicht an einer psychischen Krankheit leiden. Sie deuten jedoch darauf hin, dass es sich bei der Schizophrenie teilweise um eine Störung des Gehirns handeln könnte.

Da Schizophrenie als psychische Störung eingestuft wird, haben sich die Forscher dem Organ zugewandt, mit dem sie am engsten verbunden ist: dem Gehirn. Studien deuten darauf hin, dass es Unterschiede in der Gehirnstruktur derjenigen gibt, bei denen eine Schizophrenie diagnostiziert wird, auch wenn diese Unterschiede recht subtil sind. Diese strukturellen Unterschiede im Gehirn finden sich jedoch auch bei einigen Menschen, die keine psychischen Störungen haben. Insgesamt haben die Ergebnisse zu der Behauptung geführt, dass Schizophrenie teilweise eine Störung des Gehirns sein könnte.

Neurologische Perspektiven

Schizophrenie kann durch einige primäre und praktische Veränderungen im Gehirn verursacht werden. Die Frontalklappe funktioniert nicht richtig, also der Teil des Gehirns, der uns hilft, Entscheidungen zu treffen. Forschungen haben ergeben, dass Menschen mit Schizophrenie typischerweise abnorm große Ventrikel haben, die eine Disparität in ihren Neuronen aufweisen.

Derzeit werden zahlreiche subatomare, epidemiologische, erbbiologische und tierexperimentelle Studien durchgeführt, die alle die Ursachen für psychologische Probleme wie die Schizophrenie aufdecken sollen. Auf diese Weise wird es möglich sein, diese Krankheit bald besser zu verstehen und fortschrittlichere Behandlungsstrategien zu entwickeln.

Neurotransmitter sind chemische Stoffe, die Nachrichten zwischen Gehirnzellen übermitteln.

Es gibt einen Zusammenhang zwischen Neurotransmittern und Schizophrenie, denn Medikamente, die den Gehalt an Neurotransmittern im Gehirn verändern, können bekanntermaßen einige der Symptome der Schizophrenie lindern.

Die Forschung legt nahe, dass Schizophrenie durch eine Veränderung des Spiegels von zwei bestimmten Neurotransmittern verursacht werden kann: Dopamin und Serotonin.

Einige Studien deuten darauf hin, dass ein Ungleichgewicht zwischen diesen beiden Stoffen die Ursache des Problems sein könnte. Andere haben festgestellt, dass eine veränderte Empfindlichkeit des Körpers gegenüber diesen Neurotransmittern Teil der Ursache der Schizophrenie ist.

Ich möchte dich auch daran erinnern, was die Forscher vermutet haben, nämlich dass es einen Zusammenhang zwischen bestimmten Medikamenten und Schizophrenie gibt. Es gibt nämlich Medikamente, die die Konzentration von Neurotransmittern im Gehirn verändern und die auch einige der Symptome der Schizophrenie lindern. Die Neurotransmitter, von denen man annimmt, dass sie am engsten mit Schizophrenie verbunden sind, sind Serotonin und Dopamin. Neurotransmitter werden als die Botenstoffe des Gehirns bezeichnet, und Serotonin und Dopamin sind nur zwei von ihnen. Während Serotonin für die Vermittlung von Glücksgefühlen und Wohlbefinden verantwortlich ist, steuert Dopamin das Lust- und Belohnungszentrum des Gehirns. Es wird angenommen, dass die Manifestation schizophrener

Symptome durch den Spiegel beider Neurotransmitter verursacht wird, so dass sie die Realitätswahrnehmung einer Person beeinflussen.

Abnormität des Gehirns

Zahlreiche Forschungsarbeiten haben eine abnorme Gehirnstruktur bei Menschen mit Schizophrenie festgestellt. Aber du musst verstehen, dass dies nicht auf *alle* Menschen mit Schizophrenie zutrifft. Es kann auch Menschen ohne diese Krankheit betreffen.

Wichtiger Hinweis:

Die oben genannten Risikofaktoren sollen nur einige der möglichen Ursachen der Schizophrenie aufzeigen. Sie sollten nicht als alleinige Determinanten bei der Erstellung der Krankheitsgeschichte einer Person betrachtet werden und auch nicht als alleinige Grundlage für die Behandlungsplanung dienen. Wenn du den Verdacht hast, dass du oder ein dir nahestehender Mensch an Schizophrenie erkrankt sein könnte, solltest du dich am besten an eine psychologische Fachkraft wenden, damit eine angemessene Behandlung erfolgen kann.

Als Nächstes befassen wir uns mit der Frage der Auslöser.

Auslöser

Der Begriff **Auslöser** wird verwendet, um die Vorläufer für die Entwicklung schizophrener Symptome zu bezeichnen, und verursacht nicht direkt eine Schizophrenie.

Auslöser sind Dinge, die bei gefährdeten Personen die Entwicklung einer Schizophrenie verursachen können.

Dazu gehören Stress und Drogenmissbrauch.

Stress:
Ein hohes Maß an Stress wird in der Regel durch emotionsgeladene Ereignisse verursacht. Dazu gehören der Tod und die daraus resultierende Trauer, der Verlust der Wohnung oder des Arbeitsplatzes (wesentliche Bestandteile unseres Sicherheitsgefühls), das Ende einer Ehe oder einer Beziehung und/oder die verschiedenen Formen von Missbrauch (körperlich, emotional und sexuell).

Diese Art von Erfahrungen sind zwar belastend, verursachen aber keine Schizophrenie. Sie können jedoch die Entwicklung einer Schizophrenie bei Personen auslösen, die bereits anfällig dafür sind.

Drogenmissbrauch
Drogen verursachen keine direkte Schizophrenie, aber Studien haben gezeigt, dass Drogenmissbrauch das Risiko für die Entwicklung einer Schizophrenie oder einer ähnlichen Krankheit erhöht.

Bestimmte Drogen - insbesondere Cannabis, Kokain, LSD und Amphetamine - können bei Menschen, die dafür anfällig sind, Symptome der Schizophrenie auslösen.

Der Konsum von Amphetaminen oder Kokain kann zu einer Psychose führen und bei Menschen, die einen früheren Schub überwunden haben, einen Rückfall auslösen.

Die Forschung hat gezeigt, dass Jugendliche und junge Erwachsene, die regelmäßig Cannabis konsumieren, im späteren Erwachsenenalter eher an Schizophrenie erkranken. Studien haben gezeigt, dass Personen, die ab dem Alter von fünfzehn Jahren oder darunter Marihuana missbraucht haben, im Alter von sechsundzwanzig Jahren mit größerer Wahrscheinlichkeit an Schizophrenie erkranken.

Wer kann an Schizophrenie erkranken?

Aufgrund der Tatsache, dass wir keine Kontrolle darüber haben, was uns im Leben passiert, kann jeder an Schizophrenie erkranken. Sie betrifft Menschen auf der ganzen Welt, quer durch alle Ethnien und Kulturen. Schizophrenie kann in jedem Lebensalter auftreten, obwohl sie sich typischerweise in den ersten Jahrzehnten des Lebens bemerkbar macht. In der Regel gilt: Je früher die Symptome auftreten, desto schwerer ist die Krankheit.

Schauen wir uns nun auch an, wie die Schizophrenie historisch klassifiziert wurde.

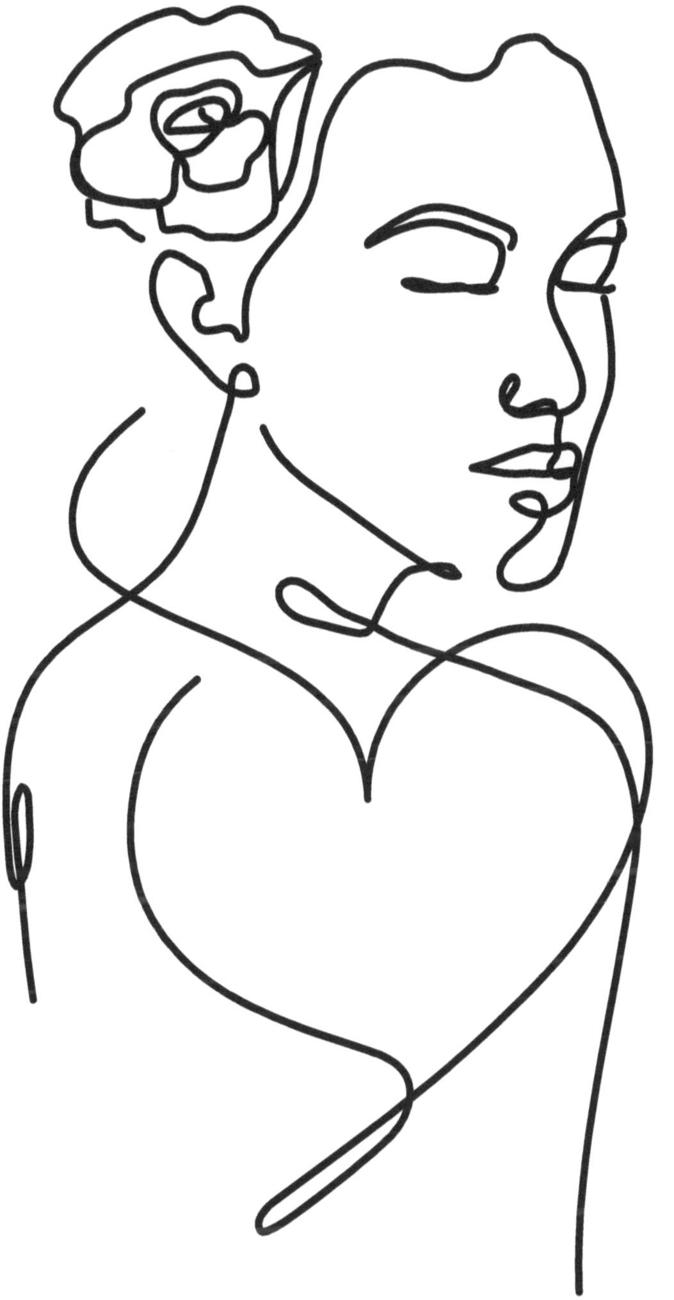

Kapitel 4

Geschichte der Klassifizierung von Schizophrenie

Geschichte der Klassifizierung

Das *Diagnostische und Statistische Handbuch Psychischer Störungen (DSM)* legt die Standards für die Klassifizierung psychischer Störungen fest. In der fünften Auflage (*DSM-V*) wurden bemerkenswerte Änderungen in Bezug auf Schizophrenie vorgenommen. Im Folgenden wird erläutert, wie sich das Konzept der Schizophrenie im Laufe der Jahre vom *DSM-I* zum *DSM-V* verändert hat.

Die erste Klassifikation des *DSM-I*, 1952

Das *DSM-I* hat psychische Störungen statistisch in elf Gruppen eingeteilt. Diese Gruppen sind wie folgt:

I. Akute Hirnsyndrome und ihre Assoziationen
II. Chronische Hirnsyndrome mit psychotischen Reaktionen und ihre Assoziationen
III. Chronische Hirnsyndrome mit neurotischen Reaktionen und ihre Assoziationen

IV. Chronische Hirnsyndrome mit Verhaltensreaktionen und ihre Assoziationen
V. Chronische Hirnsyndrome ohne qualifizierende Phrasen und ihre Assoziationen
VI. Psychotische Störungen
VII. Psychophysiologische, autonome und viszerale Störungen
VIII. Psychoneurotische Störungen
IX. Persönlichkeitsstörungen
X. Vorübergehende situative Persönlichkeitsstörung
XI. Psychische Defekte

In dieser Ausgabe wurde die Schizophrenie als *schizophrene Reaktion* bezeichnet und als psychotische Störung eingestuft. Danach gab es neun Subtypen wie folgt:

1. Schizophrene Reaktion, einfacher Typ
2. Schizophrene Reaktion, hebephrener Typ
3. Schizophrene Reaktion, katatoner Typ
4. Schizophrene Reaktion, paranoider Typ
5. Schizophrene Reaktion, akuter undifferenzierter Typ
6. Schizophrene Reaktion, chronischer undifferenzierter Typ
7. Schizophrene Reaktion, schizo-affektiver Typ
8. Schizophrene Reaktion, Kindheitstyp
9. Schizophrene Reaktion, Residualtyp

Zu den psychotischen Störungen gehören in dieser Ausgabe evolutionäre psychotische Reaktionen, affektive Reaktionen, paranoide Reaktionen und psychotische Reaktionen mit klar definierten strukturellen Veränderungen.

Die zweite Klassifikation des *DSM-II*, 1968
In dieser Ausgabe wurde zum ersten Mal offiziell der Begriff *Schizophrenie* anstelle von *schizophrenen Reaktionen* verwendet. Darüber hinaus gab es weitere Änderungen bei der Nomenklatur oder der Klassifizierung psychischer Störungen.

Die elf Gruppen psychischer Erkrankungen in dieser Ausgabe waren:

I. Mentale Retardierung
II. Psychosen in Verbindung mit hirnorganischen Syndromen
III. Nicht-psychotische hirnorganische Syndrome
IV. Psychosen, die nicht auf zuvor aufgeführte körperliche Erkrankungen zurückzuführen sind
V. Neurosen
VI. Persönlichkeitsstörungen und bestimmte andere nicht psychotische psychische Störungen
VII. Psychophysiologische Störungen
VIII. Besondere Symptome
IX. Vorübergehende situationsbedingte Störungen
X. Verhaltensstörungen im Kindes- und Jugendalter
XI. Zustände ohne manifeste psychiatrische Störung und unspezifische Zustände

In dieser Ausgabe wurde die Schizophrenie unter den psychischen Störungen klassifiziert, die unter nicht psychotischen organischen Hirnsyndromen aufgeführt sind. Darüber hinaus wurden spezifischere schizophrene Subtypen wie folgt beschrieben:

1. Schizophrenie, einfacher Typ
2. Schizophrenie, hebephrener Typ

3. Schizophrenie, katatoner Typ
a. Schizophrenie, katatonischer Typ, erregt
b. Schizophrenie, katatonischer Typ, zurückgezogen
4. Schizophrenie, paranoider Typ
5. Akute schizophrene Episode
6. Schizophrenie, latenter Typ
7. Schizophrenie, Resttyp
8. Schizophrenie, schizo-affektiver Typ
    a. Schizophrenie, schizo-affektiver Typ, erregt
    b. Schizophrenie, schizo-affektiver Typ, depressiv
9. Schizophrenie, Kindheitstyp
10. Schizophrenie, chronisch undifferenzierter Typ
11. Schizophrenie, andere [und nicht spezifizierte] Typen

Die dritte Klassifikation des *DSM-III*, 1980

Mit dieser Ausgabe wurde das multiaxiale Klassifikationssystem eingeführt, das in den folgenden Ausgaben zum Standard für die Nomenklatur wurde. Die Idee hinter der Verwendung der Achsen ist, dass Personen mit psychischen Störungen in einem bestimmten Bereich bewertet werden. Durch die Einteilung der psychischen Störungen in bestimmte Bereiche werden wichtige Informationen von den klinischen Bewertern nicht übersehen.

Die fünf Bereiche oder Achsen sind wie folgt gegliedert:

Achse I. Klinische Syndrome und Zustände, die nicht auf eine psychische Störung zurückzuführen sind und im Mittelpunkt der Aufmerksamkeit oder Behandlung stehen

Achse II. Persönlichkeitsstörungen und spezifische Entwicklungsstörungen

Achse III. Körperliche Störungen und Zustände
Achse IV. Schwere der psychosozialen Stressoren
Achse V. Höchste Stufe der adaptiven Funktionsfähigkeit im letzten Jahr

Von den fünf Achsen werden die ersten drei für die diagnostische Bewertung verwendet.

In dieser Ausgabe wurde die Schizophrenie unter Achse I eingeordnet, und ihre Subtypen wurden wie folgt eingegrenzt:

- Schizophrenie, desorganisiert
- Schizophrenie, katatone
- Schizophrenie, paranoid
- Schizophrenie, undifferenziert
- Schizophrenie, residual

Die vierte Klassifikation des *DSM-IV*, 1994

Diese Ausgabe weicht nicht sehr von *DSM-III* ab, da das multiaxiale Klassifikationssystem und der Rest des Literaturhandbuchs fast unverändert geblieben sind. Eine bemerkenswerte Änderung wurde jedoch in Bezug auf die Begrifflichkeiten vorgenommen. Die verschiedenen Achsen in dieser Ausgabe lauten daher wie folgt:

Achse I. Klinische Störungen und andere Zustände, die einen Schwerpunkt der klinischen Aufmerksamkeit bilden können
Achse II. Persönlichkeitsstörungen und mentale Retardierung
Achse III. Allgemeine medizinische Zustände
Achse IV. Psychosoziale und Umweltprobleme
Achse V. Globale Bewertung der Funktionsfähigkeit

In dieser Ausgabe wird die Schizophrenie zusammen mit anderen psychotischen Störungen unter Achse I eingeordnet.

Erwähnenswert ist auch, dass die Entwickler des *DSM-IV* aufgrund der Kritik am *DSM-III* umfassende Maßnahmen ergriffen haben. So wurde sichergestellt, dass die in der späteren Ausgabe vorgenommenen Änderungen durch eine Überprüfung der Literatur, neu analysierte Sekundärdaten und Feldversuche gut untermauert wurden.

Die Fünfte Klassifikation des *DSM-V*, 2013

Die aktuelle Ausgabe des DSM ist wegen Fragen der Gültigkeit umstritten. Eine der meistdiskutierten Änderungen war die Abschaffung des multiaxialen Klassifikationssystems. Anstelle der Achsen werden nun die Störungskategorien zusammen mit den verschiedenen Störungen aufgeführt, die mit diesen Kategorien zusammenhängen.

Für die Schizophrenie als Störung wurden die folgenden drei Änderungen vorgenommen:

Erstens wurde das Kriterium für bizarre Wahnvorstellungen und Halluzinationen unter Kriterium A gestrichen, da es für klinische Gutachter schwierig war, zu unterscheiden, was „bizarr" ist und was nicht. Im *DSM-IV* war nur eines dieser Symptome für die Diagnose erforderlich.

Jetzt sind neben den unter Kriterium A aufgeführten Symptomen zwei weitere erforderlich. Zweitens wurde unter Kriterium A eine Ergänzung hinsichtlich der Anforderungen für die Diagnose vorgenommen. Jetzt muss eine Person mindestens eines der folgenden Symptome aufweisen, damit die Diagnose Schizophrenie gestellt werden kann:

- Wahnvorstellungen
- Halluzinationen
- Desorganisiertes Sprechen

Eine ausführlichere Erörterung der Diagnosekriterien findet sich weiter unten in diesem Buch.

Schließlich wurden die verschiedenen Subtypen der Schizophrenie aus Gründen der Validität, Zuverlässigkeit und Diagnosefähigkeit abgeschafft. Stattdessen liegt der Schwerpunkt der Beurteilung und Diagnose nun auf dem Schweregrad der Kernsymptome der Schizophrenie.

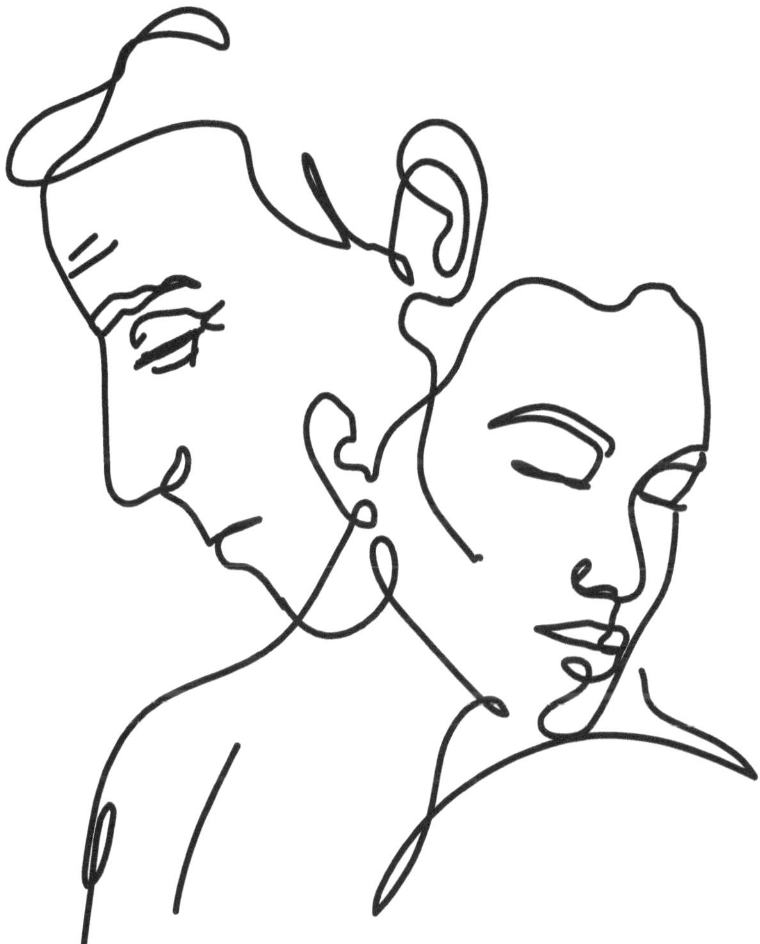

Kapitel 5

Die Diagnose der Schizophrenie

Wie wird Schizophrenie diagnostiziert?

Wenn Symptome einer Schizophrenie vorliegen, wird der Facharzt eine vollständige Anamnese erheben und manchmal eine körperliche Untersuchung durchführen. Obwohl es keine Labortests gibt, mit denen eine Schizophrenie spezifisch diagnostiziert werden kann, kann der Arzt verschiedene Tests durchführen - möglicherweise auch Bluttests und/oder bildgebende Untersuchungen des Gehirns -, um eine andere körperliche Krankheit oder eine Vergiftung (substanzinduzierte Psychose) als Ursache der Symptome auszuschließen.

Findet der Arzt keine andere körperliche Ursache für die schizophrenen Symptome, kann er die Person an einen geschulten Psychiater oder Psychologen überweisen, der auf die Diagnose und Behandlung psychischer Erkrankungen spezialisiert ist.

Psychiater und Psychologen verwenden speziell entwickelte Befragungen und Beurteilungsinstrumente, um eine Person auf eine psychotische Störung zu untersuchen. Der Therapeut stützt seine Diagnose auf den Bericht der Familie über die Symptome der Person und auf seine Beobachtungen der Einstellung und des Verhaltens der Person.

Eine Person wird mit Schizophrenie diagnostiziert, wenn sie mindestens zwei dieser Symptome seit mindestens sechs Monaten aufweist:

- Wahnvorstellungen
- Halluzinationen
- Desorganisiertes Sprechen
- Desorganisiertes oder katatones Verhalten
- Negative Symptome
- Eines der Symptome muss Wahnvorstellungen, Halluzinationen oder desorganisiertes Sprechen sein

Im Verlauf von sechs Monaten muss die Person einen Monat lang aktive und wiederholte Symptome aufweisen. (Bei erfolgreicher Behandlung können es auch weniger sein.) Die Symptome sollten sich negativ auf das soziale Umfeld oder die Arbeit auswirken und dürfen nicht durch eine andere Erkrankung verursacht werden.

Dies ist ein wichtiger Punkt, den wir ebenfalls wissen müssen. Wir müssen wissen, ob Menschen mit Schizophrenie gefährlich sind oder nicht.

Diagnose

Damit eine Schizophrenie diagnostiziert werden kann, muss eine Person bestimmte Anforderungen an die Symptome erfüllen, die im *DSM-5* festgelegt sind. Es gibt fünf Gruppen von Kriterien, die berücksichtigt werden müssen.

Kriterium A - Eine Person muss zwei der fünf genannten Kriterien und mindestens eines der ersten drei erfüllen:

- Wahnvorstellungen
- Halluzinationen
- Desorganisiertes Denken
- Desorganisiertes (oder katatones) Verhalten
- Negative Symptome

Kriterium B - Die Person muss sich in Lebensbereichen wie sozialen Beziehungen, Selbstversorgung und Arbeit gegenüber einem früheren Funktionsniveau verschlechtert haben.

Kriterium C - Der Betroffene muss seit mindestens sechs Monaten an schizophrenen Tendenzen erkrankt sein. Diese Dauer sollte eine Manifestation, der in Kriterium A aufgeführten Symptome beinhalten.

Kriterium D - Der Betroffene muss inmitten der schweren, manischen oder depressiven Episode ein vollständiges manisches oder depressives Syndrom im Sinne der Kriterien A und B gezeigt haben.

Kriterium E - Die Störung muss vor dem fünfundvierzigsten Lebensjahr aktiv gewesen sein.

Kriterium F - Die Symptome dürfen nicht auf eine geistige Behinderung oder eine organische Geistesstörung zurückzuführen sein.

Zusammenfassend lässt sich sagen, dass die Diagnose der Schizophrenie zwei Faktoren umfasst. Erstens dürfen die gezeigten Symptome nicht auf andere psychische Störungen hindeuten, und zweitens dürfen die Symptome nicht auf eine Krankheit, Medikamente oder Drogenmissbrauch zurückzuführen sein. Was den ersten Punkt betrifft, so müssen andere psychische Störungen ausgeschlossen werden, bevor die Diagnose endgültig gestellt wird.

Mögliche diagnostische Methoden

Um sicherzustellen, dass die Diagnose Schizophrenie richtig ist, kann jede der folgenden Methoden angewandt werden:

Körperliche Untersuchung: Ziel ist es, mögliche Komplikationen im Zusammenhang mit der Störung festzustellen und andere Probleme auszuschließen, die die Symptome verursachen könnten.

Vorsorgeuntersuchungen und Tests: Ziel ist es, andere Erkrankungen mit ähnlichen Symptomen auszuschließen und auf Alkohol und Drogen zu testen. Es können auch bildgebende Untersuchungen angefordert werden (z. B. eine CT- oder MRT-Untersuchung).

Psychiatrische Beurteilung: Dazu gehört eine qualitative Beurteilung der Person hinsichtlich ihres Verhaltens, ihrer Gedanken, ihres Aussehens, ihres Drogenkonsums, ihrer Stimmungen, ihrer Wahnvorstellungen und Halluzinationen. Die Beurteilung umfasst auch eine Erörterung der familiären und persönlichen Vorgeschichte.

Diagnostische Kriterien: Anhand der im DSM-5 festgelegten Kriterien kann eine psychosoziale Fachkraft die diagnostische Literatur für Schizophrenie heranziehen, um eine Diagnose zu stellen.

Diagnostische Erwägungen

Auch wenn schizophrene Symptome bei einer Person stark ausgeprägt sein können und das DSM-5 ein Standardinstrument für die Beurteilung bereithält, muss man bei der Diagnosefindung vorsichtig sein. Die folgenden Faktoren müssen berücksichtigt werden, bevor der Zustand einer Person als schizophren bezeichnet werden kann:

Kultur

In bestimmten Kulturen gibt es Elemente, die in anderen Kulturen als Wahnvorstellungen interpretiert werden können. Zum Beispiel werden Hexerei und Zauberei heutzutage weitgehend als paranormal angesehen, aber es gibt Gebiete auf der Welt, in denen ihre Existenz weithin akzeptiert wird. In bestimmten Teilen Asiens und Afrikas beispielsweise halten Eingeborenenstämme noch immer an der Lebensweise ihrer Vorfahren fest, was in der westlichen Gesellschaft ausgesprochen seltsam erscheinen würde.

Religion

Akustische Halluzinationen, die im religiösen Kontext auftreten, können als plausibel angesehen werden. Es gibt Religionen auf der ganzen Welt, die immer noch ein spirituelles Medium benutzen, um mit einem jenseitigen Wesen zu kommunizieren. In diesem Zusammenhang können Personen behaupten, Stimmen zu hören, Erscheinungen zu sehen usw.

Sprache

Obwohl Englisch als universelle Sprache gilt, gibt es phonetische und andere verbale Elemente, die die Sprache einer Person ungeordnet erscheinen lassen können. In Ländern, in denen die Menschen mit Null Englisch anfangen, kann es für sie schwierig sein, bestimmte Wörter oder Sätze auszusprechen, vor allem wenn der englische Klang in ihrer Muttersprache nicht vorhanden ist.

Darüber hinaus gibt es in vielen nicht-englischsprachigen Ländern regionale Akzente. Sobald eine Person lernt, Englisch zu sprechen, kann sie Spuren ihrer Muttersprache erkennen, da sie nicht genau so spricht wie die Amerikaner, Briten oder Australier. Schließlich beeinflussen die Kenntnisse einer Person in einer anderen Sprache in erster Linie ihre Fähigkeit zu kommunizieren. Die Fähigkeit, die eigene Sprache in eine andere zu übersetzen, die Geschwindigkeit, mit der dies möglich ist, und die Genauigkeit einer solchen Übersetzung müssen berücksichtigt werden, bevor die Symptome im Zusammenhang mit der Sprache vollständig bewertet werden können.

Körperliche Vorbehalte

Prüfer sollten auch berücksichtigen, dass die Berührung bestimmter Körperteile in einigen Ländern mit Vorsicht erfolgen muss. In manchen Kulturen gelten bestimmte Körperteile als heilig.

Besondere Rücksicht ist auch bei der körperlichen Beurteilung des anderen Geschlechts zu nehmen. In manchen Kulturen müssen Frauen von Frauen und Männer von Männern begutachtet werden.

Schließlich müssen die Beurteilenden wissen, welche sozialen Konventionen es in Bezug auf Gesten wie Augenkontakt und Körpersprache gibt.

Zielgerichtete Aktivität

Da sich die Lebensweise von einer Kultur zur anderen unterscheidet, sollten diejenigen, die mit der Diagnosestellung betraut sind, beachten, dass mangelndes Interesse an der Aufnahme von zielgerichteten Aktivitäten nicht automatisch als desorganisiertes Verhalten zu werten ist.

Es gibt Hinweise darauf, dass Kliniker manchmal eine Schizophrenie fehldiagnostizieren. Es ist wichtig, den Hintergrund eines Patienten zu verstehen, damit es nicht zu Vorurteilen und/oder Fehleinschätzungen kommt.

Kapitel 6

Missverständnisse über Schizophrenie

Sind Menschen mit Schizophrenie gefährlich?

Viele populäre Bücher und Filme stellen Menschen mit Schizophrenie und anderen Geisteskrankheiten als gefährlich und gewalttätig dar.

Das entspricht in der Regel nicht der Realität. Die meisten Menschen mit Schizophrenie sind nicht gewalttätig. Meistens ziehen sie es vor, sich zurückzuziehen und in Isolation zu leben. Wenn Menschen mit psychischen Erkrankungen gefährliche oder gewalttätige Verhaltensweisen an den Tag legen, ist dies vorwiegend eine Folge ihrer Psychose und der Angst, dass sie in irgendeiner Weise von ihrer Umgebung bedroht werden. Der Konsum von Drogen und Alkohol kann die Wahrscheinlichkeit eines solchen Vorfalls erhöhen.

Andererseits können Menschen mit Schizophrenie auch eine Gefahr für sich selbst darstellen. Selbstmord ist die häufigste Ursache für einen vorzeitigen Tod bei Menschen mit Schizophrenie. Da sie unter Depressionen leiden, ist es wahrscheinlich, dass sie ihre Handlungen nur schwer kontrollieren können. Dadurch erhöht sich das Risiko eines Selbstmords drastisch.

Schauen wir uns kurz an, was mit dem Begriff „*psychotische Störung*“ gemeint ist. Psychotische Störungen sind schwere psychische Erkrankungen, die zu abnormen Denk- und Wahrnehmungsstörungen führen. Menschen mit Psychosen verlieren den Bezug zur Realität. Zwei der Hauptsymptome sind Wahnvorstellungen und Halluzinationen. Wahnvorstellungen sind falsche Überzeugungen, z. B., dass jemand ein Komplott gegen einen schmiedet oder dass der Fernseher einem geheime Nachrichten schickt. Halluzinationen sind falsche Wahrnehmungen, wie z. B. etwas zu hören, zu sehen oder zu fühlen, das nicht da ist.

Schizophrenie ist eine Form der psychotischen Störung. Menschen mit einer bipolaren Störung können ebenfalls psychotische Symptome haben. Andere Probleme, die eine Psychose verursachen können, sind Alkohol und bestimmte Drogen, Hirntumore, Hirninfektionen und Schlaganfälle.

Die Behandlung hängt von der zugrunde liegenden Ursache der Psychose ab. Sie kann Medikamente zur Kontrolle der Symptome und Gesprächstherapie umfassen. In schweren Fällen, in denen eine Person für sich selbst oder andere gefährlich werden könnte, ist eine stationäre Behandlung möglich.

Was sind die Aussichten für Menschen mit Schizophrenie?
Mit der richtigen Behandlung können die meisten Menschen mit Schizophrenie ein produktives und erfülltes Leben führen.

Je nachdem, wie schwer die Erkrankung ist und wie genau die Behandlung durchgeführt wird, sollten sie bei ihren Familien oder in der Gemeinde leben können und nicht in einer psychiatrischen Langzeitklinik.

Die laufende Forschung über das Gehirn und die Entstehung von Hirnleistungsstörungen wird wahrscheinlich zu wirksameren Medikamenten mit weniger Nebenwirkungen führen.

Lasst uns auch diese Frage schnell beantworten:

Kann man Schizophrenie vorbeugen?
Es gibt keine bekannte Möglichkeit, Schizophrenie zu verhindern. Eine frühzeitige Diagnose und Behandlung kann jedoch dazu beitragen, häufige Schübe und Klinikaufenthalte zu vermeiden oder zu lindern und so die Beeinträchtigung des Lebens, der Familie und der Beziehungen der Betroffenen zu minimieren.

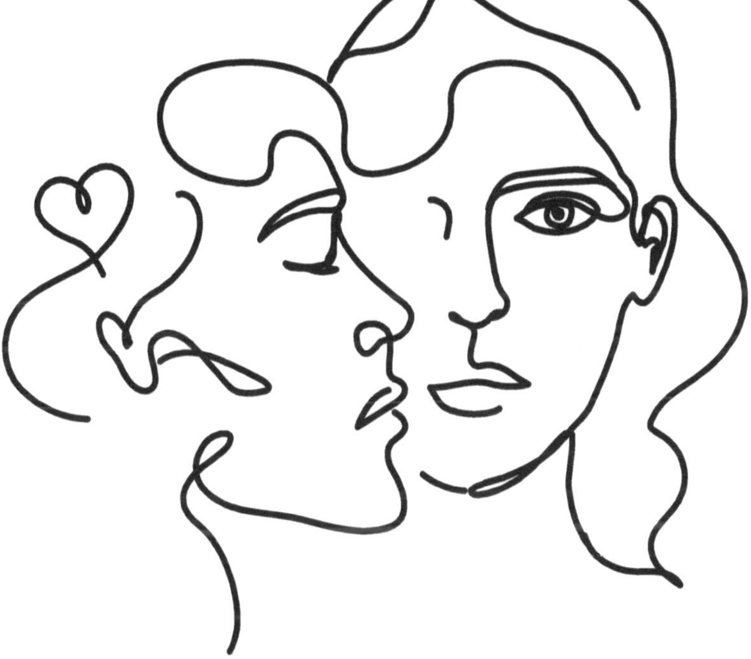

Kapitel 7

Leiden mit einem Partner mit Schizophrenie

Wie kannst du helfen?

Wir wollen einem geliebten Menschen natürlich helfen, wenn es diesem nicht gut geht. Wie wir helfen können oder sollten, mag ziemlich offensichtlich erscheinen, wenn ein geliebter Mensch ein körperliches Problem hat. Doch viele Leute sind sich nicht sicher, wie sie am besten helfen können, wenn ein geliebter Mensch an einer psychischen Krankheit wie Schizophrenie leidet. Lasst uns deshalb überlegen, wie du einem Partner mit Schizophrenie helfen kannst.

Einer meiner Mitarbeiter zeigte schon früh Anzeichen von Schizophrenie. Tragischerweise stammte er aus einer Familie, in der es viele Pförtner gab, die mit ihrem Alkoholmissbrauch zu kämpfen hatten und keine solide Unterstützung bieten konnten. Wer ihn kennt, hat sich gefragt, ob die Dinge anders gelaufen wären, wenn er in den ersten Stadien der Krankheit mehr Unterstützung erhalten hätte. Egal ob von Familienmitgliedern, Partnern oder Fachleuten für psychisches

Wohlbefinden, die in der Lage waren, die ersten Anzeichen zu erkennen.

Bevor er untersucht wurde, arbeitete er als Sicherheitsbeamter (nicht der ideale Beruf für jemanden mit Borderline-Schizophrenie, wenn man bedenkt, wie viel Zeit er allein im Dienst verbringt), verlor aber schließlich seinen Führerschein und geriet in finanzielle Schwierigkeiten. Glücklicherweise lernte er eine junge Frau kennen und verliebte sich in sie. Sie kümmert sich nun wirklich um ihn. Sie sagt ihm, wenn er auf etwas reagiert, was nur in seinem Kopf passiert. Sie sorgt dafür, dass er die richtigen Medikamente zur richtigen Zeit einnimmt. Sie hilft ihm, indem sie den Übergang von einem Medikament zum nächsten steuert (was gelegentlich einen Krankenhausaufenthalt wegen der Nachwirkungen der neuen Medikamente nach sich zieht). Trotzdem hat er immer noch wunderbare und schreckliche Tage, aber das Wichtigste ist, dass man sich auf ihn konzentriert und ihn vor den Anzeichen schützt, um einen Zusammenbruch zu vermeiden.

Was kann man also tun, wenn man selbst oder jemand, der einem am Herzen liegt, mit Schizophrenie zu kämpfen hat?

Konzentriere dich auf frühe Anzeichen

Die Erwartung, irgendwie eliminiert zu werden, oder ein ausgedehnter Drogen- und Alkoholkonsum, das Fehlen von Bewegung, das Fehlen von Engagement im Umgang mit sich selbst, veränderte Bedürfnisse und Betrügereien könnten frühe Anzeichen sein. Unabhängig davon, ob sie Hilfe brauchen oder nicht, werden sie dich verabscheuen, wenn du sie unter Druck setzt. Deshalb ist es klüger, sich so früh wie möglich um kompetente Hilfe zu bemühen. Eine frühzeitige Zusicherung und engagierte Ansprechpartner können einen großen Unterschied ausmachen.

Sprecht darüber!

Es gibt eine Mission zugunsten der Vervollständigung einer enthusiastischen Wohlbefindensteilung, und ihr immenses Rampenlicht konzentriert sich darauf, voranzukommen und sie zu untersuchen. Man muss also kein ausgebildeter Fachmann oder begeisterter Schizophrenie-Experte sein, um mit jemandem über seinen Geisteszustand zu sprechen. Stelle dir vor, du hättest einen Freund, der immer wieder in eine schwere Beziehung gerät: Würden wir zulassen, dass er immer wieder dieselben Zyklen durchläuft und einfach zusehen? Oder würden wir uns bemühen, mit ihm darüber zu sprechen, wie er sich selbst behandelt und was vielleicht bald passieren wird?

Das gilt im Allgemeinen, wenn es um den Umgang mit gesundheitlichen Problemen von Angehörigen geht: Wenn dir jemand wirklich am Herzen liegt, solltest du dich bemühen, mit ihm über seine Situation zu sprechen. Tue das auf eine nicht wertende Art und Weise und nicht, wenn du dich frustriert, wütend oder energisch in Bezug auf die Situation fühlst. Notiere, dass du dich bemühst, sie darüber zu befragen, ob sie mit ihren unüblichen Praktiken vertraut sind. Frage auch, ob sie Hilfe bei der Bewältigung eines bestimmten Teils ihrer Probleme benötigen oder ob eine klinische Anleitung erforderlich ist. Vielleicht empfinden sie diese Geste als sehr tröstlich.

Ich weiß von meinem Freund, dass er trotz seiner Vertrautheit mit seiner Erkrankung immer noch routinemäßig annimmt, dass ihn eines seiner Medikamente umbringen wird - dass jemand versucht, ihm zu schaden. Die Möglichkeit, darüber zu sprechen und die Gewissheit zu haben, dass er die Medikamente nehmen kann, die er wirklich nehmen möchte, wenn es ihm gut geht, bedeutet einen großen Unterschied zwischen der Möglichkeit, sich seiner aktuellen Anzeichen bewusst zu sein, und der Möglichkeit, außer Kontrolle zu geraten und ins Krankenhaus eingeliefert werden zu müssen.

Mein Freund ist oft besorgt, wenn er sich mit uns trifft, weil er befürchtet, dass die Leute merken, wie seltsam er sich verhält. Wenn ich ihn frage, wie er sich fühlt oder wie er sich ein paar Tage zuvor gefühlt hat, als wir ausgegangen sind, sagt er vielleicht, dass er damit kämpft, seine Einsichten zu verbergen, oder dass er sich wie leer gefegt fühlt und alle ihn anstarren. Ich kann ihm dann wirklich versichern, dass er sich normal verhalten hat und ich seine innere Unruhe nicht bemerkt habe. Andererseits ist es nicht klug, eine potenzielle Unruhe oder Ungleichgewicht einfach mit Höflichkeitsfloskeln zu ignorieren. Warum sollte ich nicht darüber sprechen, wenn er von dieser zusätzlichen Unterstützung profitieren könnte?

Meine Lebensgefährtin hat einen Freund, der an Schizophrenie erkrankt ist. Sie hat mir gesagt, dass es erstaunlich schwierig sein kann, sich auf jemanden einzustellen, der nachweislich psychische Probleme hat. Ein Zusammenschluss von Menschen, die Hilfe anbieten können, kann eine enorme Hilfe sein - sei es, dass man gemeinsam zu Veranstaltungen geht oder dass man mit ihm zu Hause sitzt, damit er nicht allein zu Hause ist, wenn andere wirklich einmal ausgehen müssen, usw.

Ihre wichtigsten Tipps sind außerdem:

- Tue alles, was nötig ist, um auf die betreffende Person zuzugehen, ohne sie zu bedrohen, und sei niemals übermäßig aggressiv in Bezug auf Bitten/Forderungen.
- Sei geduldig und verlässlich, denn jemand, der leidet, wird dir nicht so schnell antworten können, wie du es dir wünschst - wenn er überhaupt antworten kann.
- Vertraue darauf, dass das Problem für den Betroffenen authentisch ist. Es hilft nicht, anderen zu sagen, sie hätten die Wahl, die Dinge aus deiner Perspektive zu sehen.
- Tue alles, was nötig ist, um sich keine Sorgen darüber zu machen, dass dein(e) Freund(in)/Partner(in) desillusioniert, wütend oder verärgert sein könnte. Keiner von euch hätte sich das ausgesucht, aber trotzdem solltet ihr versuchen, euch Hilfe von außen zu holen. Denn die betreffende Person vertraut sich euch vielleicht nicht immer an.
- Bemühe dich, die echten Bedürfnisse der Menschen nicht zu ignorieren; Medikamente für die seelische Gesundheit sind von entscheidender Bedeutung. Versuche, die Vorsorgeuntersuchungen mit dem gleichen Eifer zu unterstützen, mit dem du Vorsorgeuntersuchungen für die körperliche Gesundheit durchführen würdest.

Tue alles, was nötig ist, um nicht darüber zu sprechen!

So wichtig es auch ist, über psychische Probleme zu sprechen, so wichtig ist es auch zu erkennen, wann man das Thema fallen lassen sollte! Die Betroffenen brauchen zwar eindeutig Unterstützung bei der Bewältigung ihrer Ängste und Probleme, aber sobald diese analysiert wurden oder eine Strategie entwickelt wurde, brauchst du dich nicht mehr mit ihren leidenschaftlichen Wohlstandsproblemen auseinanderzusetzen.

Manchmal brauchen die Menschen einfach nur eine Ablenkung von der Situation. Nichts ist für Menschen, die mit leidenschaftlichen Gesundheitsproblemen zu kämpfen haben, so hilfreich wie die Möglichkeit, sich nicht daran erinnern zu müssen, dass sie überhaupt welche haben - sei es für zwanzig Minuten, mehrere Stunden oder einen ganzen Tag.

Um sich wieder „normal" zu fühlen (was, immer das für den Einzelnen bedeutet) und als Teil der Gemeinschaft, um nicht mehr über die Dinge nachzudenken, die sie quälen (sei es das Hören von Stimmen, die fanatische Besessenheit, den Grill nicht ausgemacht zu haben, oder das Gefühl der Verzweiflung aufgrund von Schrecklichkeit), kann es wahre Wunder bewirken, sich vom Stress der psychischen Krankheit abzulenken. Im Folgenden sind einige Tipps für ein glückliches Leben mit einem schizophrenen Partner aufgeführt:

Bilde dich weiter

Du musst kein Experte auf dem Gebiet der Schizophrenie sein. Aber mehr zu lernen kann dir beim Verstehen des Geschehens helfen. Es gibt viele Mythen über Schizophrenie, deshalb ist es eine gute Idee, einige vertrauenswürdige Quellen zu finden. Es gibt zahlreiche Infoblätter über Schizophrenie, und diese sind ein guter Anfang. Auch bei der *BC Schizophrenia Society* findest du eine Menge Informationen. Danach kannst du dich noch intensiver mit dem Thema Schizophrenie befassen und Bücher über psychische Krankheiten und psychologisches Verhalten lesen. Du kannst dir sogar einige Filme ansehen, musst aber lernen, zwischen Fakten und Fiktion zu unterscheiden.

Höre zu

Manchmal kann es wirklich helfen, über Probleme oder Sorgen zu sprechen. Es ist wichtig zu verstehen, dass es für einen geliebten Menschen sehr schwer sein kann, über etwas Schwieriges wie die Erfahrungen mit Schizophrenie zu sprechen - und auch die Symptome der Schizophrenie können Gespräche schwierig machen. Wenn ein geliebter Mensch sich dir gegenüber öffnet, solltest du ihm aktiv zuhören, d. h. ohne Ablenkungen wie dein Telefon oder den Fernseher, die das Gespräch unterbrechen. Achte wirklich auf das, was die Person zu sagen hat. Gib ihnen Zeit, ihre Gedanken zu Ende zu führen, auch wenn es etwas länger als gewöhnlich dauert. Höre mit Einfühlungsvermögen und ohne zu urteilen zu. Auch wenn du das Problem nicht verstehst oder es in einem ganz anderen Licht siehst, geht es dir in erster Linie um den Kummer oder die schwierigen Gefühle, die dein Angehöriger erlebt. Ausführliche Tipps zum guten Zuhören und Kommunizieren findest du in Modul drei des Family Toolkit. Manche Menschen sind nicht bereit, über alles auf einmal zu sprechen ... oder überhaupt. Das ist in Ordnung! Akzeptiere die Grenzen deines geliebten Menschen und lass ihn dir sagen, wann er bereit ist zu reden.

Nutze Empathie, nicht Argumente

Symptome der Schizophrenie wie Halluzinationen - Empfindungen, die nicht real sind, wie Stimmen oder Wahnvorstellungen und Überzeugungen, die nicht wahr sein können, wie der Glaube, dass man von einem Spion verfolgt wird - können einige Zeit dauern, bis sie aufhören, selbst wenn die Betroffenen in Behandlung sind und ihren Behandlungsplan befolgen. Diese sehr belastenden Symptome werden in ihrer Gesamtheit als Psychose bezeichnet. Vielen Menschen fällt es schwer, auf die Halluzinationen oder Wahnvorstellungen eines geliebten Menschen zu reagieren. Am besten vermeidest du es, über diese Erfahrungen zu streiten. Denke daran, dass Wahnvorstellungen Symptome der Schizophrenie sind; es sind keine Gedanken, die man jemandem ausreden kann. Jemandem zu sagen, dass seine Erlebnisse nicht real oder nicht wahr sind, hilft nicht, wenn sich die Erlebnisse für den Betroffenen sehr real anfühlen. Ein besserer Ansatz ist es, sich in die Gefühle einzufühlen, die Halluzinationen oder Wahnvorstellungen hervorrufen, ohne die Halluzinationen oder Wahnvorstellungen zu bestätigen oder zu leugnen. Wenn ein geliebter Mensch beispielsweise frustriert oder aufgebracht ist, wenn er Stimmen hört, ist es nicht hilfreich, etwas zu sagen wie: „Alles in Ordnung! Es ist nicht real. Ich höre nichts." Stattdessen könntest du sagen: „Ich kann mir nur vorstellen, wie beunruhigend diese Stimme sein muss. Ich kann mir vorstellen, dass die Stimme dir Angst einjagt." Du solltest wissen, dass mit guter Behandlung und Unterstützung Symptome wie Halluzinationen und Wahnvorstellungen für die Betroffenen viel leichter zu bewältigen sind und schließlich an Bedeutung verlieren.

Frage, wie du helfen kannst. Wenn Menschen an einer schweren psychischen Krankheit wie Schizophrenie leiden, möchten sie vielleicht festlegen, was sie tun wollen, wenn es ihnen wieder schlecht geht, insbesondere wenn sie unterhaltsberechtigte Kinder haben. Diese Pläne, wie z. B. Patientenverfügungen oder Ulysses-Vereinbarungen werden erstellt, wenn es der Person gut geht. Sie dienen dazu, den Angehörigen und dem Pflegeteam ihre Wünsche mitzuteilen. Frage deinen Angehörigen, ob er einen Plan hat. So weißt du, was er im Falle einer Pflegebedürftigkeit braucht. Wenn du mehr über die Pflegeplanung erfahren möchtest, besuche die *BC Schizophrenia Society.*

Wenn ein geliebter Mensch eine Psychose durchlebt oder sich davon erholt, benötigt er möglicherweise zusätzliche Hilfe. Menschen, die aktiv Halluzinationen oder Wahnvorstellungen haben, brauchen zum Beispiel viel persönlichen Freiraum und fühlen sich in der Nähe vieler Menschen oder sogar bei Blickkontakt unwohl. Wenn sich Menschen von einer Psychose erholen, brauchen sie möglicherweise einen ruhigen Ort und viel Ruhe. Manchmal können die Betroffenen recht schnell wieder in ihren gewohnten Tagesablauf zurückkehren, während es in anderen Fällen viel Zeit (und Mühe) kosten kann, zu einem normalen Tagesablauf zurückzukehren. Denke daran, dass zu viel Hilfe eher kontraproduktiv sein kann. Es mag zwar schneller und einfacher sein, wenn du dich selbst um die Aufgaben deines Angehörigen kümmerst, aber der Wiederaufbau von Aktivität und Selbstvertrauen ist ein wichtiger Teil der Genesung. Ermutige und unterstützte deinen Angehörigen bei der Bewältigung der täglichen Aufgaben und lass ihn dir sagen, wenn er zusätzliche Hilfe braucht.

Nimm es nicht persönlich

Schizophrenie kann eine schwierige Krankheit sein - für jeden, der beteiligt ist. Während einer Psychose kann dein geliebter Mensch beängstigende Empfindungen haben, die du nicht verstehen kannst. Sie können sich auf eine Weise verhalten, die du ebenfalls nicht nachvollziehen kannst. Andere Symptome der Schizophrenie können es den Betroffenen erschweren, Emotionen oder Gefühle auszudrücken, klar zu kommunizieren oder Interesse an anderen zu zeigen. Es ist wichtig zu wissen, dass dies Symptome einer Krankheit sind.

Niemand hat Schuld daran. Dennoch kann es schwer sein, mit ihnen umzugehen. Wende dich an eine Selbsthilfegruppe für Angehörige und Freunde, um dein eigenes psychisches Wohlbefinden zu fördern. Die *BC Schizophrenia Society* hat ein Verzeichnis von Gruppen, das du hier findest: *www.bcss.org/monthly-meetings-calendar/*.

Kümmere dich auch um dich selbst

Als Familienmitglied ist es wichtig, auf sich selbst aufzupassen. Versuche, deinen regelmäßigen Zeitplan und deine Aktivitäten beizubehalten, z. B. dein Sportprogramm und deine Hobbys. Bitte ein anderes Familienmitglied oder einen guten Freund, dir bei der Pflege zu helfen. Dies gilt vor allem für die ersten Tage der Krankheit deines Angehörigen. Wenn du Hilfe brauchst, um Zeit für dich selbst und die Pflegeaufgaben zu finden, kannst du dich über das Familienentlastungsprogramm der *BC Schizophrenia Society* informieren.

Pflege dein soziales Netzwerk

Versuche, deine Freundschaften oder dein soziales Netzwerk zu pflegen. Diese Personen werden später eine wichtige Stütze sein, wenn sich dein Angehöriger erholt. Informiere sie über den Genesungsprozess deines Angehörigen. Manchmal trauen sich die Menschen nicht, Fragen zur Schizophrenie zu stellen. Auf diese Weise fällt es ihnen leichter, sich mitzuteilen, und sie können auch als Resonanzboden für deine Gedanken dienen.

Ermutige deinen Angehörigen, seinen Genesungsplan zu befolgen

Dies ist äußerst wichtig! Technisch gesehen bist du nicht für die Behandlung deines Angehörigen verantwortlich, es sei denn, dein

Angehöriger ist dein Kind und noch nicht volljährig. Trotzdem kannst du ihn unterstützen. Bei Schizophrenie kann es für die Betroffenen schwierig sein, Termine wahrzunehmen und ihren Behandlungsplänen zu folgen. Wenn dein Angehöriger sein Einverständnis gibt, kannst du ihm dabei behilflich sein, indem du ihn an Termine erinnerst, ihn zu Terminen begleitest und/oder andere Maßnahmen ergreifst, die ihm in dieser Situation helfen. Wenn dein Angehöriger mit seiner Behandlung nicht zufrieden ist oder einen neuen Ansatz ausprobieren möchte, kannst du ihn zu einem Gespräch mit seinem Behandlungsteam ermutigen, z. B. mit seinem Arzt oder seinem psychiatrischen Team. Denke daran: Es kann gefährlich sein, einen Behandlungsplan, ohne die Unterstützung des Arztes abzubrechen oder zu ändern.

Die Behandlung kann für Angehörige ein schwieriger Bereich sein. Es ist schwer, jemanden, den man liebt, unter Schmerzen leiden zu sehen. Vielleicht macht dir das, was dein Angehöriger durchmacht, Angst. Natürlich willst du helfen. Aber damit eine Behandlung funktioniert, muss dein geliebter Mensch aktiv an seiner Behandlung mitwirken. Eine Behandlung zu erzwingen oder anzudrohen, funktioniert in der Regel nicht (und wenn doch, dann nur für kurze Zeit) und schadet oft allen Beteiligten. In den meisten Fällen kann ein Volljähriger seine eigenen Entscheidungen treffen. Dazu kann auch gehören, dass er eine Behandlung ablehnt oder einen Behandlungsplan wählt, mit dem du nicht einverstanden bist. Es ist für alle hilfreich, wenn du respektvoll bist und stets eine ehrliche Kommunikation aufrechterhältst.

Werde handlungsbereit, wenn du glaubst, dass du oder dein Angehöriger in Gefahr ist.

Wenn du glaubst, dass dein Angehöriger in Gefahr ist, sich selbst oder andere zu verletzen, und er Hilfe ablehnt, ist es möglich, ihn gemäß dem Gesetz über psychische Gesundheit von einem Psychiater untersuchen zu lassen. An diesem Verfahren können die Polizei und andere Ersthelfer beteiligt sein, und es kann für alle Beteiligten ein schwieriger und stressiger Prozess sein. Aber es kann auch ein notwendiger Schritt sein, wenn jemand in Gefahr ist. Im Folgenden erfährst du, wo du weitere Informationen über Schizophrenie erhalten kannst.

Der Umgang mit Psychosen: *Ein Toolkit für die Bewältigung deines Lebens* richtet sich an Menschen, die an Schizophrenie erkrankt sind. Es liefert jedoch auch gute Informationen über die Symptome und Strategien zur Bewältigung der Krankheit. Es enthält auch ein Kapitel über die Unterstützung anderer.
Siehe auch:

- Infoblatt „Einem Freund helfen, um den man sich Sorgen macht"
- Infoblatt „Einen Freund oder ein Familienmitglied mit einer psychischen Erkrankung unterstützen".
- Infoblatt „Rückfallverhütung bei psychischen Erkrankungen".
- *Das Familien-Toolkit Arbeitsbuch*
- *Arbeitsbuch „Selbstfürsorge in der Familie und Genesung von psychischen Erkrankungen*

Was man tun kann - Leben mit Schizophrenie in der Familie

Wenn bei einem Angehörigen die Diagnose Schizophrenie gestellt wird, hat man oft das Gefühl, dass die Welt zu Ende ist.

Viele Familien berichten uns, dass sich ihr Leben ab dem Tag, an dem sie von der Diagnose erfuhren, in zwei Teile gliederte: das Davor und das Danach. Vorher hatten sie vielleicht nur ein vages Gefühl, dass etwas nicht stimmt. Danach wurden ihre schlimmsten Befürchtungen bestätigt: Bei jemandem, den sie liebten, wurde eine schwere psychische Störung diagnostiziert, über die sie nur wenig wussten. Sie sahen sich mit der Aussicht konfrontiert, dass die seltsamen oder ungewöhnlichen Verhaltensweisen ihres Angehörigen mehr als nur ein kleiner Fleck auf dem sprichwörtlichen Radarschirm waren und wahrscheinlich nicht so bald von alleine verschwinden würden.

Eine Mutter sagte uns, dass nach einer Diagnose „nichts mehr so ist wie vorher“.

Man hat das Gefühl, dass das Leben, wie man es einmal kannte, verloren gegangen ist und durch eine seltsame neue Realität ersetzt wurde. Du machst dir vielleicht Sorgen über die Auswirkungen der Diagnose auf den Rest deiner Familie. Werden sie die damit verbundenen Veränderungen verkraften können? Wirst du dich jemals wieder wie eine „normale“ Familie fühlen können, die lacht und das Leben in vollen Zügen genießt wie alle anderen? Vielleicht machst du dir auch Gedanken darüber, wie es mit der Behandlung weitergeht, und denkst über die langfristigen Folgen nach.

Vielleicht fragst du dich: „Warum ich?“ oder „Warum wir?“ und hast das Gefühl, dass das Leben ungerecht ist.

Vielleicht schaust du dich um und bist neidisch auf diejenigen, deren Leben im Vergleich dazu perfekt zu sein scheint (auch wenn du nie weißt, was wirklich hinter verschlossenen Türen lauert). Schließlich ist das Leben *nie* fair und wirft oft unerwartete Kurven. Entscheidend ist, wie du mit ihnen umgehst.

In diesem Abschnitt gehen wir auf alle möglichen Auswirkungen der Schizophrenie auf deine Familie ein und zeigen dir, wie du mit den Herausforderungen umgehen kannst.

1. **Sich auf die Diagnose einstellen**

Die Diagnose Schizophrenie ist immer beängstigend. Das bedeutet aber nicht, dass die Zukunft für die erkrankte Person oder den Rest deiner Familie düster oder hoffnungslos ist. Anstatt das Schlimmste zu denken, solltest du innehalten und tief durchatmen.

Die gute Nachricht ist, dass du endlich in der Lage bist, den verwirrenden Symptomen und Verhaltensweisen endlich einen Namen und eine Diagnose geben kannst. Namenlose Ängste sind oft viel schlimmer als eine bekannte Realität.

Deine erste Reaktion kann auf veralteten und ungenauen Informationen aus der Vergangenheit beruhen. Vielleicht hast du Geschichten über einen Verwandten gehört, bei dem vor Jahrzehnten eine psychische Störung diagnostiziert wurde und der aufgrund dieser Diagnose einen Großteil seines Lebens in einer staatlichen Nervenheilanstalt verbracht hat. Vor weniger als fünfzig Jahren wurden Menschen mit schweren psychischen Störungen routinemäßig für lange Zeit in Anstalten eingewiesen. „Aus dem Auge aus dem Sinn“ bedeutete buchstäblich „aus dem Auge“. Die Behandlungsmöglichkeiten waren begrenzt, und die verfügbaren Medikamente hatten schwer zu ertragende Nebenwirkungen, die oft schlimmer waren als die eigentlichen Symptome der Krankheit. Eine Person, die wegen Schizophrenie behandelt wurde, sah vielleicht merkwürdig aus. Oft litt sie unter unkontrollierbaren Ticks und Bewegungen, wie sie bei einer früheren Generation von Medikamenten üblich waren.

Mit der Entwicklung neuer Behandlungsmethoden, neuer Technologien und einer veränderten Sozialpolitik und Einstellung zur Behandlung psychischer Erkrankungen sind viele Menschen mit Schizophrenie in der Lage, symptomfrei zu leben und/oder ihre Symptome zu kontrollieren. Anstatt Menschen über lange Zeiträume hinweg zu verwahren, sind Krankenhausaufenthalte (wenn sie denn notwendig sind) in der Regel kurz und konzentrieren sich auf die Stabilisierung akuter Symptome. Ziel ist es, die Betroffenen so bald wie möglich wieder in die Gemeinschaft zurückzuführen. Mit der richtigen ambulanten Behandlung und Unterstützung können sich Schizophrene erholen und ein sinnvolles Leben führen.

Mit der Diagnose hast du den ersten Schritt getan, um Hilfe für deinen Angehörigen und den Rest deiner Familie zu bekommen. Verständlicherweise wirst du nicht in der Lage sein, all deine Sorgen und Ängste sofort hinter dir zu lassen. Du brauchst Zeit, um dich zu informieren und dich anzupassen. Anfänglich wirst du dich vielleicht defensiv, wütend, beschämt und/oder verwirrt fühlen. Freunde und Verwandte könnten sich dir gegenüber anders verhalten, sodass du dich isoliert und allein fühlst. All diese Reaktionen sind zwar beunruhigend, aber normal und durchaus üblich. Die anfänglichen negativen

Reaktionen bedeuten nicht, dass deine Familienmitglieder die neue Realität deines Lebens niemals akzeptieren werden. Sie brauchen ebenso wie du Zeit, um die vorhersehbaren Phasen der Trauer zu durchlaufen.

Sobald du in der Lage bist, die Diagnose zu akzeptieren, wirst du auch in der Lage sein, deine Gedanken in Bezug auf die „störenden“ Verhaltensweisen deines Angehörigen zu ändern. Du wirst sie durch eine neue Brille betrachten: als Symptome einer neurobiologischen Hirnstörung, die behandelt und bewältigt werden *kann*.

2. Positiv und optimistisch bleiben

Seit vielen Jahren geht man davon aus, dass etwa ein Drittel der mit Schizophrenie diagnostizierten Personen vollständig geheilt wird. Bei einem weiteren Drittel bessert sich die Situation, aber es kommt immer wieder zu (wenn auch behandelbaren) Schüben. Im letzten Drittel bleiben die Symptome bestehen. Da die Forscher immer mehr über die Ursachen und Behandlungsmöglichkeiten der Schizophrenie erfahren, haben wir allen Grund, optimistisch in die Zukunft zu blicken.

Wenn dein Angehöriger erst vor Kurzem die Diagnose erhalten hat, stehen die Chancen für eine Kontrolle der Symptome aufgrund der jüngsten Fortschritte auf dem Gebiet der psychiatrischen Behandlung und Forschung sogar noch besser. Rückfälle können mit größerem Erfolg als je zuvor vermieden werden, und Rückfälle lassen sich schnell in den Griff bekommen, sodass das Leben wieder zur Normalität zurückkehren kann. Darüber hinaus können eine frühzeitige Diagnose und ein nachhaltiges Eingreifen dazu beitragen, die Schäden am Gehirn, am Selbstwertgefühl und an den Beziehungen zu Familie, Freunden und Nachbarn zu minimieren.

Selbst wenn die Symptome der Krankheit deines Angehörigen hartnäckig zu sein scheinen oder behandlungsresistent sind (siehe Kapitel 8), versprechen das rasante Tempo der Forschung und neue Technologien bessere Behandlungsmöglichkeiten. Und schließlich hat sich das öffentliche Bewusstsein für psychische Erkrankungen in den letzten zehn Jahren erhöht, was zu mehr Akzeptanz und Verständnis geführt hat.

Das Verständnis für das Wesen der Krankheit und ihre Behandlung wird dir helfen, die kleinen und großen Erfolge zu schätzen. Du wirst sehen, welche Verbesserungen du als Betreuer erreichst und welche Verbesserungen du bei deinem geliebten Menschen sehen wirst. Außerdem wirst du lernen, wie wichtig es ist, deinem geliebten Menschen ein Gefühl der Hoffnung und des Optimismus zu vermitteln. Denn er hat vielleicht schon eine ganze Reihe von Verlusten erlebt, bevor er Hilfe bekam. Dic meisten Familien lernen, dass sie (als Einzelpersonen und als Familienverband) belastbarer und einfallsreicher sind, als sie es sich je hätten vorstellen können.

3. **Vermeiden von Schuldzuweisungen in der Familie**
Wenn bei einer Person eine schwere Krankheit diagnostiziert wird, ist es nur natürlich, dass andere nach einer Ursache oder Erklärung suchen.

Warum hat sie Lungenkrebs bekommen?

Hat sie geraucht?
Warum wurde bei ihr Brustkrebs im Spätstadium diagnostiziert?
Wurde keine regelmäßige Mammographie durchgeführt ?

Wenn es sich bei der erkrankten Person um ein Kind, einen Jugendlichen oder einen jungen Erwachsenen handelt, neigen Außenstehende dazu, fälschlicherweise den Eltern die Schuld für etwas zu geben, was sie getan oder nicht getan haben. War die Mutter zu kontrollierend, zu weich oder zu vernachlässigend? War der Vater zu vernarrt, emotional zu distanziert oder zu sehr mit seiner Arbeit beschäftigt? Haben beide Elternteile unterschiedliche Botschaften gesendet?

Noch bedauerlicher ist, dass häufig ein Elternteil dem anderen die Schuld gibt. Jeder denkt an den Stammbaum des anderen Ehepartners und erinnert sich unweigerlich an jemanden, der an der einen oder anderen psychischen Krankheit litt und macht dies als Ursache für das Problem aus.

Sei nicht überrascht, wenn du dich dabei ertappst, dass du den anderen für Dinge beschuldigst, die Jahre zuvor passiert sind. Mache dir klar, dass Schmerzen und Spannungen zu erwarten sind. Du musst dich jedoch bemühen, dich gegenseitig zu unterstützen, anstatt dich zu untergraben.

Schizophrenie ist eine neurobiologisch bedingte Erkrankung des Gehirns. Selbst wenn es eine familiäre Vorbelastung mit psychischen Erkrankungen gibt, bedeutet das nicht, dass jemand die psychische Erkrankung *verursacht* hat.

Auch wenn dir niemand die Schuld gibt, kannst du dir selbst die Schuld zuschieben. Es ist nicht ungewöhnlich, dass Eltern oder Partner schlaflose Nächte damit verbringen, sich zu fragen, was sie falsch gemacht haben, um dies zu verursachen. Warum hast du nicht früher erkannt, was passiert ist? Hättest du dich von deinem Ehepartner scheiden lassen sollen oder nicht? Hast du ein Kind gegenüber einem anderen bevorzugt? Wirst du für etwas bestraft, das du vor langer Zeit getan hast? Wenn du religiös bist, kann es sein, dass dein Glaube unter der Last von Schuldgefühlen und Wut ins Wanken gerät oder ganz verschwindet.

Sich selbst, der Person mit Schizophrenie oder jemand anderem die Schuld zu geben, kann nur negative Auswirkungen haben. Schizophrenie ist eine unverschuldete Krankheit. Niemand will die Krankheit haben. Und keiner hat die Formel für die perfekte Mischung aus Genen und Umwelt, die eine andere Person dafür prädestiniert, daran zu erkranken. Es hat keinen Sinn, zurückzublicken - man muss nach vorne schauen.

4. Die Familie in Kenntnis setzen

Nachdem du die Diagnose erfahren hast, musst du entscheiden, wem du es sagst, was du sagst und wann du es ihnen sagst. Dies ist im Allgemeinen auch bei anderen körperlichen Gesundheitsproblemen der Fall, mit denen du oder deine Familienmitglieder konfrontiert werden. Aber aufgrund der Mythen und Missverständnisse über psychische Erkrankungen ist es oft schwierig, selbst den engsten Freunden, der erweiterten Familie und den Nachbarn davon zu erzählen - also den Menschen, denen man sich normalerweise anvertraut, wenn man ein ernstes Problem hat.

Allein die richtigen Worte zu finden, um Schizophrenie zu erklären, ist oft eine Herausforderung. Wir hoffen, dass du durch das Gespräch mit deinem Arzt und die Lektüre dieses Buches die Informationen, das Handwerkszeug und die Worte bekommst, um dich wohlzufühlen, wenn du anderen davon erzählst.

Bevor du anderen die Nachricht überbringst, solltest du dich selbst informieren, indem du so viele Informationen wie möglich über die Krankheit liest. Das nationale Institut für psychische Gesundheit (National Institute of Mental Health, NIMH), die amerikanische psychiatrische Vereinigung (American Psychiatric Association, APA), die nationale Allianz für psychische Erkrankungen (National Alliance on Mental Illness, NAMI) und die nationale Vereinigung für die Erforschung von Schizophrenie und Depression (National Association for Research on Schizophrenia and Depression, NARSAD) bieten alle kostenlos leicht verständliche Broschüren für die Öffentlichkeit an. Du kannst sie bei jeder dieser Organisationen anfordern, und viele sind auch im Internet oder in öffentlichen Bibliotheken erhältlich.

Da mit der Diagnose Schizophrenie so viele Missverständnisse verbunden sind, ist es oft hilfreich, den betreffenden Personen schriftliche Informationen zukommen zu lassen. Wenn die Nachricht jemanden überrumpelt hat, kann er sie besser verstehen, wenn er sie in Ruhe lesen und die Fakten schwarz auf weiß sehen kann.

Aber das Wichtigste zuerst: Du musst entscheiden, wem du es sagen willst!

Entscheiden, wem man es erzählt

So schwierig es auch sein mag - außer in seltenen Fällen musst du deinen engsten Familienangehörigen von der Diagnose erzählen. Sie haben wahrscheinlich schon eine Ahnung davon, was los ist, und du wirst auf ihre Unterstützung angewiesen sein. Deine Ehrlichkeit bei der Erklärung der Geschehnisse und das Offenhalten der Kommunikationswege wird allen das Gefühl geben, dass sie im selben Boot sitzen.

Sei nicht überrascht, wenn jemand zunächst negativ reagiert, vor allem wenn er ein verzerrtes Bild von psychischen Erkrankungen hat. Leugnung ist weit verbreitet, ebenso wie verschiedene andere falsche Vorstellungen, wie z. B.:

- Der Mythos, dass Schizophrenie durch schlechte Erziehung verursacht wird: Wenn Menschen diesem Mythos Glauben schenken, geben sie möglicherweise einem oder beiden Elternteilen der an Schizophrenie erkrankten Person die Schuld.
- Der Mythos, dass Menschen mit Schizophrenie nur vortäuschen und in Wirklichkeit faul und unverantwortlich sind: Wenn Menschen diesem Mythos Glauben schenken, glauben sie vielleicht, dass der Betroffene seine Symptome unter Kontrolle hat. Vielleicht hast du deinen geliebten Menschen „davonkommen lassen".
- Der Mythos, dass Menschen mit Schizophrenie durch Alkohol und/oder Drogen „zugedröhnt" sind: Wenn Menschen dies glauben, denken sie vielleicht, dass die Symptome ausschließlich durch Drogenmissbrauch verursacht werden. Wenn die Person aufhört, Drogen oder Alkohol zu konsumieren, wird die Schizophrenie verschwinden.
- Der Mythos, dass Schizophrenie nicht behandelbar ist: Wenn Menschen dies denken, halten sie die Situation möglicherweise für hoffnungslos.

Wenn deine Familie mehr über Schizophrenie erfährt, kann sie zu deinem wichtigsten Verbündeten werden. Die Entscheidung, ob du es bestimmten Freunden, Nachbarn oder Arbeitgebern erzählst, hängt jedoch davon ab, ob du dich damit wohl fühlst und ob du negative Folgen erwartest.

Obwohl wir dringend empfehlen, deine engsten Angehörigen über die Diagnose deines geliebten Menschen zu informieren, musst du nicht jedem von den persönlichen Problemen deiner Familie erzählen.

Hier sind einige Warnsignale, die dich zögern lassen sollten, jemandem von der psychischen Krankheit deines Angehörigen zu erzählen:

- Die Person hat in der Vergangenheit mangelndes Einfühlungsvermögen gegenüber Menschen mit psychischen Erkrankungen oder anderen Behinderungen gezeigt.
- Die Person stellt immer wieder aufdringliche Fragen, durch die du dich noch schlechter fühlst.
- Die Person hat ein loses Mundwerk und ist geneigt, ohne guten Grund Klatsch und Tratsch zu verbreiten.
- Dem geliebten Menschen mit einer psychischen Erkrankung wäre es peinlich, es der Person selbst zu sagen.

Denke über die möglichen Folgen nach, bevor du etwas sagst, dass du später nicht mehr zurücknehmen kannst. Obwohl die meisten Freunde und Bekannten dich unterstützen werden, könnten sich manche von dir und deiner Familie zurückziehen. Umgekehrt fühlen sich manche vielleicht entfremdet und distanziert, wenn sie die Wahrheit erst lange nach dem

Auftreten oder von jemand anderem als dir erfahren. Nur du kannst beurteilen, wem du es sagen solltest und wem nicht.

Viele Menschen, die mit Schizophrenie leben, empfinden es als angenehmer und weniger belastend, offen über ihre Erkrankung zu sprechen. Es kostet viel Energie, ein Geheimnis zu bewahren. Ganz gleich, welcher Art es ist.

Vergewissere dich, dass die erkrankte Person mit den von dir getroffenen Entscheidungen wahrscheinlich einverstanden ist. Auch in diesem Fall sind Offenheit und Ehrlichkeit gegenüber deinem geliebten Menschen der beste Weg.

In den folgenden Abschnitten gehen wir auf die Personen ein, denen du von der Schizophrenie deines Angehörigen erzählen solltest oder nicht.

Ein Ehepartner oder Partner

Manchmal ist die Person mit Schizophrenie ein verheirateter Erwachsener, der mit der Frage ringt, ob und wann er es seinem Ehepartner oder Partner sagen soll. Dies mag als klarer Fall erscheinen: Wie könnte jemand die Tatsache, dass er an Schizophrenie leidet, vor seinem Ehepartner verheimlichen? Es kommt vor, dass ein Ehepartner in der Vergangenheit einen psychotischen Ausbruch hatte. Er hat sein Partner in einer Zeit kennengelernt und geheiratet, in der die Symptome unter Kontrolle waren. Im Laufe der Ehe kommt es dann zu einem Rückfall. Der Rückfall überrascht nicht nur den gesunden Ehepartner, sondern stellt auch das Vertrauensverhältnis zwischen den beiden Personen infrage.

Es gibt keine eindeutige Antwort auf die Frage, ob eine Person mit Schizophrenie ihrem Partner Informationen über eine frühere Erkrankung offenlegen sollte. Unter den besten Umständen sollte ein Ehepartner in der Lage sein, demjenigen, den er heiratet, Informationen über einen bedeutenden Gesundheitszustand mitzuteilen. Allerdings können die Ängste in Bezug auf psychische Erkrankungen so groß sein, dass dies manchmal einfach zu schwierig ist.

Wenn ein Ehepartner erst im Nachhinein von der Krankheit erfährt, kann er zunächst wütend sein. Er muss sich wahrscheinlich erst einmal informieren und sich Unterstützung holen, um das Trauma zu überwinden. Die an Schizophrenie erkrankte Person fühlt sich vielleicht reumütig, gestresst und hat Angst, dass die Aufdeckung des „Geheimnisses" das Ende der Ehe bedeutet. Und das könnte es auch. Es kann in beide Richtungen gehen.

Wir kennen einen langjährigen Ehepartner, der seine Frau nie besuchte, als sie das erste Mal während ihrer Ehe wegen Schizophrenie im Krankenhaus lag; es endete schließlich in einer schmerzhaften Scheidung. In einem anderen Fall kennen wir eine Ehe von mehr als dreißig Jahren. Hier blieb die pflegende Angehörige bei ihrem Ehepartner, weil sie ihn immer liebte und mit der zusätzlichen Verantwortung zurechtkam, die sie als Ehefrau eines schwerbehinderten und arbeitsunfähigen Menschen trug.

Wenn eine Person, die du kennst und die an Schizophrenie erkrankt ist, dich um Rat fragt, ob sie es ihrem Ehe- oder Lebenspartner sagen soll, ist es am hilfreichsten, erst einmal zuzuhören. So hat die Person, die die Entscheidung trifft, die Möglichkeit, die Konsequenzen klar zu durchdenken, und ist sich ihrer Entscheidung sicher. Es gibt kein Richtig oder Falsch. In schwierigen Situationen wie dieser müssen die Menschen ihrem Bauchgefühl folgen und das tun, was sich für sie am besten anfühlt.

Deine Kinder

Wenn du kleine Kinder in der Familie hast, solltest du sie über die Geschehnisse aufklären. Geh nicht davon aus, dass sie zu jung sind, um zu verstehen oder von den Ereignissen zu betroffen zu sein.

Halte deine Erklärungen sehr einfach; gehe nur so weit ins Detail wie nötig, um die Neugier des Kindes zu befriedigen. Stelle sicher, dass es versteht, dass es sich nicht um ein „verschlossenes“ Thema handelt und dass man frei darüber reden kann. Du könntest zum Beispiel sagen, dass Onkel Joe ein Problem mit der Funktionsweise seines Gehirns hat und dass er zum Arzt gehen wird, um die Dinge mit Medikamenten in den Griff zu bekommen. Du solltest deine Kinder auch in Bezug auf ihre Sicherheit beruhigen. Vielleicht haben sie im Fernsehen beängstigende Sendungen oder Filme gesehen, in denen Geisteskrankheiten dargestellt werden.

Wenn deine Kinder schon älter sind, können sie wahrscheinlich mit komplexeren Erklärungen umgehen. Du könntest einem Heranwachsenden zum Beispiel sagen, dass Onkel Joe an Schizophrenie leidet, einer Gehirnstörung, und dass er mit Medikamenten behandelt wird. Du könntest über einige seiner Symptome sprechen und darüber, was sie für seine Fähigkeit, wieder zu arbeiten, bedeuten werden.

Die erweiterte Familie

Die Entscheidung, ob du weiter entfernten Verwandten von deiner Krankheit erzählen sollst, hängt von deiner Beziehung zu ihnen und deinem Wohlbefinden ab. Außerdem ist die Entscheidung, die du heute triffst, nicht für alle Zeiten bindend. Viele Menschen, die mit einer psychischen Erkrankung leben, empfinden es als weniger belastend, mit ihrer gesamten Familie offen über ihre Krankheit zu sprechen. Andere sind der Meinung, dass es für alle Beteiligten am besten ist, Großtante Mary, die tausend Meilen entfernt wohnt, von der Wahrheit abzuschirmen.

Höchstwahrscheinlich wissen enge Familienmitglieder bereits, dass etwas nicht in Ordnung ist. Selbst Verwandte, die du nur gelegentlich siehst, wissen vielleicht schon, dass dein geliebter Mensch ein Problem hat. Mit der Wahrheit kann man leichter umgehen als mit Vermutungen und Gerüchten.

Eine Mutter vertraute uns an, dass es ihr am schwersten fiel, ihrer älteren Mutter die Diagnose der Schizophrenie bei ihrem Enkel mitzuteilen.

Sie wusste, dass ihre Mutter das nie verstehen würde und wahrscheinlich den freizügigen Erziehungsstil ihrer Tochter dafür verantwortlich machen würde. Wie sie vorausgesehen hatte, war es nicht leicht. Doch allmählich lernte ihre Mutter die Krankheit zu verstehen. Sie nahm gemeinsam mit ihrer Tochter Selbsthilfe-Treffen teil. Dadurch wurde die Beziehung zwischen Mutter, Tochter und Enkel umso stärker.

Freunde und Nachbarn

Vielleicht hast du Freunde oder Nachbarn, mit denen du dich genauso verbunden fühlst wie mit deiner Familie - vielleicht sogar noch enger. Vielleicht hast du ihnen bereits von deinen Sorgen und Ängsten erzählt. Wenn du das Gefühl hast, dass sie dich unterstützen können, wirst du sie wahrscheinlich in deinen inneren Kreis aufnehmen wollen.

Wenn du dir nicht sicher bist oder dich zögerlich fühlst, es einer bestimmten Person zu sagen, warte, bis du dich sicher fühlst. Vielleicht ist einfach nicht der richtige Zeitpunkt gekommen.

Arbeitgeber

Eine der schwierigsten Entscheidungen ist, ob sie einem Arbeitgeber von ihrer Krankheit erzählen sollen. Wenn du eine Person mit Schizophrenie pflegst, musst du vielleicht von der Arbeit freinehmen. Du musst deinen Angehörigen zu Arztterminen begleiten, ihn zu Programmen fahren oder die Pflege in deinem Haus überwachen.

Möglicherweise möchte dein Angehöriger seinen Arbeitgeber über seinen Zustand informieren, damit er von den Regelungen des amerikanischen Behindertengesetzes (Americans with Disabilities Act, ADA) profitieren kann. Ließ weiter, um Hinweise zum Umgang mit diesen Herausforderungen zu erhalten.

Wenn du dich entschieden hast, wem du es sagen willst, dann fragst du dich vielleicht, was du diesen Personen sagen sollst. Damit beschäftigen wir uns jetzt.**Wissen, was man sagen sollte!**

So schwierig es auch ist, jemandem die Nachricht mitzuteilen, solltest du damit rechnen, dass die Betroffenen sich unwohl, überrascht oder überrumpelt fühlen könnten.

Immerhin hattest du Zeit, dich auf dieses Gespräch vorzubereiten, und sie nicht. Sei nicht überrascht von seltsamen Reaktionen. Die Leute wissen oft nicht, was sie sagen sollen. Oft machen sie nicht die freundlichsten Bemerkungen, wenn jemand über Krankheit, Not oder Tod spricht. Sie fragen vielleicht: „Wie hat sie es bekommen? Gibt es das in eurer Familie? Gibt es ein Heilmittel?" Mache dir klar, dass sie Zeit und Informationen brauchen - genau wie du - und dass die Übermittlung der Nachricht eher ein Prozess als ein einmaliges Ereignis ist.

Im Folgenden findest du einige Richtlinien, die es sowohl dir als auch dem Gesprächspartner leichter machen können:

- Wähle den richtigen Zeitpunkt und die richtige Umgebung. So bist du nicht in Eile und hast deine Ruhe. Auf Omas achtzigster Geburtstagsparty damit herauszuplatzen, ist wahrscheinlich nicht die beste Methode!
- Erläutere, dass psychische Erkrankungen nicht auf das Gehirn zurückzuführen sind und dass selbst Wissenschaftler die spezifischen Ursachen für psychische Erkrankungen bei einer bestimmten Person noch nicht genau bestimmen können.
- Erkläre ihnen, dass psychische Störungen im Allgemeinen durch eine Kombination aus genetischen und umweltbedingten Faktoren verursacht werden.
- Erkläre, dass niemand die Schuld trägt, weder dein Angehöriger noch deine Familie.
- Erkläre, dass du einer Person oder ihrer Familie nicht die Schuld für eine Herzkrankheit, Diabetes oder Asthma geben würdest, genauso wenig wie du einer Person mit Schizophrenie die Schuld an ihrer Krankheit geben solltest.

Die Zeiten, in denen man der Mutter eines Menschen die Schuld an allem gab, sind vorbei!

- Verwende eine einfache Sprache, die dein Gegenüber verstehen kann. Versuche nicht, unverständliches medizinisches Fachchinesisch zu wiederholen oder zu verwenden, das du von Ärzten oder Therapeuten gelesen oder gehört hast.
- Fühle dich nicht gezwungen, eine bestimmte Bezeichnung oder Diagnose zu nennen. Wenn du dich dazu entscheidest, etwas preiszugeben, heißt das nicht, dass du jeder Person jedes einzelne Detail offenbaren musst. Gehe mit Bedacht vor. (Weitere Informationen findest du im folgenden Abschnitt „Entscheiden, wie viel du erzählst").
- Erkläre, dass die Störung behandelbar ist und dass dein Angehöriger von einem Spezialisten behandelt wird.
- Die Öffentlichkeit nimmt oft fälschlicherweise an, dass psychisch kranke Menschen gewalttätig sind. Daher rät es sich hinzuzufügen, dass dein Angehöriger weder dir noch anderen Personen Schaden zufügt oder eine Bedrohung darstellt (falls du das glaubst).
- Gebe deiner Hoffnung Ausdruck, dass sich die Symptome, unter denen dein Angehöriger leidet, verbessern werden.
- Sage der Person, dass du hoffst, auf ihre Vertraulichkeit und Unterstützung zählen zu können. Und dass du die Informationen weitergegeben hast, weil du ihr vertraust.

Natürlich musst du auch entscheiden, wie viel du deinen Leuten über die Situation erzählst.

Entscheiden, wie viel man erzählen will

Das Bazelon Zentrum für psychische Gesundheit ist eine Organisation, die sich für Menschen mit geistigen Behinderungen einsetzt. Sie beschreibt vier Stufen der Spezifität, die Menschen verwenden können, um psychische Störungen zu erklären. Je nachdem, wie viel du preisgeben willst und mit wem du sprichst, sind dies einige Möglichkeiten, um Schizophrenie zu erklären:

- **Sehr allgemein:** Erkläre, dass dein geliebter Mensch an einer Krankheit leidet. Diese Art von Information kann für einen Arbeitgeber angemessen sein.
- **Etwas spezifischer:** Erkläre, dass dein Angehöriger ein biochemisches Ungleichgewicht, ein neurobiologisches Problem, eine Gehirnstörung oder Schwierigkeiten mit Stress hat.
- **Erwähne ausdrücklich psychische Erkrankungen:** Erkläre, dass dein Angehöriger eine psychische Krankheit, eine psychiatrische Störung oder eine geistige Behinderung hat.
- **Nenne die genaue Diagnose:** Erkläre, dass dein Angehöriger an Schizophrenie leidet. Dieser Grad an Spezifität ist für Familienangehörige und Freunde, die als besonders unterstützend gelten.

In den meisten Familien gibt es immer mindestens einen Verwandten, der es einfach „nicht versteht". Sie verstehen die Schizophrenie nicht, wollen nichts darüber lernen und beschuldigen das Opfer, faul oder trotzig zu sein. Oder sie geben der Familie - entweder einem Elternteil oder einem Ehepartner - die Schuld daran, dass die Person „verrückt" wird. Oder es handelt sich um ein Großelternteil oder eine Tante, die leugnet, dass ihr Angehöriger aus dem Problem „herauswachsen" wird.

Die meisten Menschen verstehen psychische Krankheiten erst dann richtig, wenn sie selbst betroffen sind. Ihre Einstellung ist in der Regel durch Stigmatisierung, Angst oder mangelndes Verständnis geprägt. Es kann einige Zeit dauern, bis du die Unterstützung deiner erweiterten Familie erhältst. Wenn deine Familie dich nicht sofort unterstützt, hast du vielleicht das Glück, enge Freunde zu haben, die dich besser verstehen.

Gib niemals die Menschen auf, die dir wirklich wichtig sind - deine Familie oder deine Freunde - selbst wenn sie dich enttäuschen. Mache es dir zur Aufgabe, sie über psychische Erkrankungen aufzuklären.

Oft berichten Mütter, dass selbst ihre Männer sich weigern zu glauben, dass ihr Kind eine psychische Störung hat. Wenn du dich in einer NAMI-Selbsthilfegruppe umsiehst, wirst du daher wahrscheinlich mehr Frauen als Männer sehen. Vielleicht liegt es daran, dass Frauen in unserer Gesellschaft traditionell die Pflegerinnen sind und eher bereit sind, ihre Intimitäten mit Freunden, Kollegen und Außenstehenden zu teilen als Männer.

Wenn nicht alle an Bord sind, kann das Familientreffen unangenehm werden und die Erwartungen an ein „normales" Familientreffen, ein großes Festessen oder einen Urlaub zunichtemachen. Hier sind einige Ratschläge, wie man solche gesellschaftlichen Anlässe überwinden kann:

- Halte die Größe der Zusammenkünfte klein.
- Versuche, Partys oder Veranstaltungen auf Personen zu beschränken, die der Person mit Schizophrenie bekannt sind.
- Zwinge die Person mit Schizophrenie nicht zur Teilnahme an gesellschaftlichen Ereignissen, sondern stelle sie als Option zur Verfügung.

- Rede mit der Person mit Schizophrenie, damit sie weiß, was sie vorher zu erwarten hat
- Sei sensibel für die Tatsache, dass andere Menschen vielleicht nicht wissen, was sie sagen sollen.
- Bitte den Gastgeber, den anderen Gästen mitzuteilen, dass dein Angehöriger schüchtern, zurückhaltend usw. ist und es bei einer großen Versammlung schwer haben könnte.
- Ermutige die anderen Gäste, freundlich zu sein, aber frag nicht zu viele Fragen.
- Sei dir darüber im Klaren, dass die Veranstaltung vielleicht nicht perfekt verlaufen wird, aber das ist in Ordnung. Wenn du deine Erwartungen im Zaum hältst, ist die Gefahr einer Enttäuschung geringer.

Betrachten wir nun einige der Herausforderungen, mit denen ein Betreuer konfrontiert ist, wenn er einem Menschen mit Schizophrenie hilft!

Die Herausforderungen der Pflege berücksichtigen

Wie andere schwere psychische Erkrankungen betrifft die Schizophrenie nicht nur den Einzelnen, sondern die gesamte Familie - Eltern, Ehepartner, Geschwister, Kinder und Großeltern.

Abgesehen von der erkrankten Person wirkt sich die Krankheit jedoch wahrscheinlich am stärksten auf diejenigen aus, die die Rolle des Pflegers übernehmen.

Die Herausforderungen, denen sich die Pflegenden stellen müssen, variieren je nach Schwere der Krankheit und ihrer Symptome. Aber vor allem zu Beginn kann die Pflege eine große Belastung sein, die sich auf Arbeit, Finanzen, Gesundheit, Beziehungen und fast jeden anderen Aspekt des Lebens auswirkt.

Viele Familien sagen, dass der schwierigste Teil der Pflege der emotionale ist: die Träume und Erwartungen, die sie einst für die psychisch kranke Person hatten, beiseitezulegen und sich auf eine neue Realität einzustellen. So müssen die Eltern beispielsweise mit der Erkenntnis leben, dass ihr Musterschüler oder Spitzensportler nicht nur nicht mehr auf der Höhe seiner Leistungsfähigkeit ist, sondern auch dringend langfristige psychiatrische Hilfe benötigt.

Wenn es sich bei den Betreuern um Eheleute handelt, können die Spannungen im Zusammenleben mit einem an Schizophrenie erkrankten Angehörigen so groß sein, dass sie die Ehe selbst infrage stellen. Zwei Elternteile haben möglicherweise unterschiedliche Vorstellungen davon, wie mit der Krankheit des geliebten Menschen umgegangen werden soll. Vielleicht leugnet der eine die Krankheit völlig, während der andere versucht, mit der Realität fertig zu werden. Schätzungen zufolge wird eine von fünf Ehen durch die Diagnose einer schweren psychischen Erkrankung eines Familienmitglieds infrage gestellt (viele führen zur Scheidung).

Psychische Erkrankungen, insbesondere Schizophrenie, gehen oft mit dem Verlust von Freundschaften für die schizophrene Person einher. Es kann sein, dass dein Angehöriger auf dich angewiesen ist, um zusätzliche soziale Unterstützung zu erhalten. Entweder per Telefon oder persönlich. Biete diese Unterstützung an, wann immer du kannst. Ermutige die Person, sich Gleichaltrigengruppen, sozialen Clubs und Gemeindeorganisationen anzuschließen.

Den Job annehmen, den keiner will

Ganz gleich, ob es sich bei deinem Angehörigen um deine an Alzheimer erkrankte Mutter, dein Kind mit Down-Syndrom oder deinen Lebenspartner mit Schizophrenie handelt. Kein Mensch entscheidet sich dafür, eine Person mit besonderen Bedürfnissen zu betreuen - es passiert einfach. Familienmitglieder übernehmen standardmäßig die Rolle des Betreuers, weil die Gesellschaft selten eine Alternative bietet. Diese Rolle erfordert einen enormen Einsatz an Zeit und Gefühlen.

Wenn die Unterstützung durch die Gemeinschaft fehlt, werden die Pfleger de facto zu Fallmanagern, die für die ständige Pflege und Betreuung sowie für die emotionale und finanzielle Unterstützung ihrer Angehörigen sorgen. Möglicherweise müssen sie sich von der Arbeit freistellen lassen, um ihre Angehörigen zu Arztterminen zu begleiten oder sie zu verschiedenen sozialen Einrichtungen zu fahren. Möglicherweise müssen sie ihr eigenes soziales Leben aussetzen. Denn aufgrund der Unvorhersehbarkeit ihres Lebens fällt es oft schwer, Menschen zu Hause zu bewirten oder ein Abendessen zu planen. Möglicherweise müssen sie übermäßig viel Zeit damit verbringen, mit ihren Angehörigen zu telefonieren, um Ängste und unangebrachte Befürchtungen zu zerstreuen. Oder sie werden nur in Anspruch genommen, um die Leere zu füllen, die durch die Einsamkeit entsteht. Diese Einsamkeit ist typisch für Menschen mit Schizophrenie, die Schwierigkeiten haben, soziale Beziehungen zu pflegen.

Fachleute kommen und gehen im Laufe der Jahre, aber Familienmitglieder kümmern sich in der Regel über Jahrzehnte hinweg - manchmal sogar bis zum Tod. Unabhängig davon, ob es sich bei der erkrankten Person um ein Elternteil, ein Geschwisterteil oder ein Kind handelt, sind die Familienmitglieder im wörtlichen und im übertragenen Sinne immer auf Abruf bereit. Dies gilt unabhängig davon, ob die geliebte Person bei ihnen lebt oder woanders wohnt. Die Familienmitglieder beschreiben immer wieder die Anspannung, die sie jedes Mal empfinden, wenn das Telefon klingelt. Der Anruf kann von der Arbeit, aus dem Urlaub oder mitten in der Nacht kommen. Es kann ein Anruf von einem Krankenhaus sein, das einen psychiatrischen Notfall meldet, in den ihr Angehöriger verwickelt ist, ein Anruf von einem Strafverfolgungsbeamten oder unzusammenhängendes Geschwafel von ihrem Angehörigen. Auch Angehörige haben Grund zur Sorge, wenn sie nichts von ihrem Angehörigen hören. Sie fragen sich, wo die Person ist, ob sie sich an die Behandlung hält und was sie tut. Aufgrund der Ungewissheit in ihrem Leben und der Unvorhersehbarkeit der Krankheit und ihrer Symptome ist es für die Pflegenden schwer, sich jemals wirklich ausgeruht und entspannt zu fühlen.

Zu Hause bleiben oder wieder nach Hause ziehen

Das Zuhause eines Menschen ist ein sicherer Hafen - eine Zuflucht vor der Welt, in die man sich zurückziehen kann und in der man sich gut aufgehoben fühlt. Das gilt unabhängig davon, ob man an Schizophrenie leidet oder nicht. Daher ist es nicht verwunderlich, dass einer Studie von NAMI zufolge etwa vier von zehn Menschen mit schweren und anhaltenden psychischen Erkrankungen schließlich bei ihren Familien leben. Eine Studie im Bundesstaat New York ergab, dass Familien mehr Wohnplätze für Menschen mit psychischen Erkrankungen bereitstellen als Krankenhäuser, Erwachsenenheime oder Pflegeheime.

Oft hast du und dein Angehöriger mit Schizophrenie keine andere Möglichkeit, als für einen längeren Zeitraum unter einem Dach zu leben.

Manchmal verlassen psychisch kranke Menschen ihr Elternhaus nie; manchmal kehren sie vom Studium zurück oder bleiben zu Hause, lange nachdem ihre Altersgenossen zu arbeiten und unabhängig zu leben begonnen haben. Für Familien kann dies bedeuten, dass ein einst leeres Nest nicht mehr leer ist. Wenn die Familie noch andere kleine Kinder hat, die noch zu Hause leben, kann dies zu Konflikten und Chaos führen. Ein ehemals ruhiges Zuhause wird mit Stress gefüllt.

Erinnere dich an die Anforderungen und Belohnungen der Pflegearbeit

Die Belastungen, die das Zusammenleben mit einem schizophrenen Menschen mit sich bringt, können überwältigend sein.

Wenn die Krankheit noch nicht oder nur unzureichend behandelt wurde oder sich im akuten Stadium befindet, stehst du möglicherweise vor einer beängstigenden Konstellation unvorhersehbarer Symptome und Verhaltensweisen.

Eine ältere Mutter erzählte uns von ihren Ängsten, als sie mit ihrem Sohn zusammenlebte, einem strammen vierundzwanzigjährigen Mann, der mehr als 250 Pfund wog und sie ständig bedrohte. Sie fürchtete jede Nacht um ihre Sicherheit und schob vorm Schlafengehen eine Kommode vor ihre Tür. Manchmal werden auch Familienmitglieder Opfer von Übergriffen und Misshandlungen. Eine andere Mutter erzählte uns von einer Tochter, die mit Tellern nach ihr warf und viele Dekorationsgegenstände in ihrem Wohnzimmer zerstörte. Sie bekam immer wieder Wutausbrüche. Andere Betreuungspersonen werden durch die unlogischen Gedanken und Verhaltensweisen ihrer Angehörigen ständig herausgefordert. Eine Mutter erzählte von ihrem Sohn, der von einem Bezirk zum anderen spazierte, bis die Sohlen seiner Schuhe abgenutzt waren. Sie konnte ihn nicht davon abbringen, seine Wanderungen einzuschränken. Ständig machte sie sich Sorgen, dass sie einen Anruf erhalten würde, dass er von einem Auto angefahren worden war.

Wenn jemand paranoid oder misstrauisch ist, kann die kleinste Bemerkung als Beleidigung missverstanden werden und Ärger und Wut hervorrufen. Phasen psychotischen Verhaltens können sich mit Phasen klaren Denkens abwechseln, was es schwierig macht sich an die Höhen und Tiefen des Alltags anzupassen.

Darüber hinaus müssen sich die Betreuer in einem komplexen und oft nicht benutzerfreundlichen System der psychischen Gesundheit zurechtfinden. Durch Kürzungen der öffentlichen Mittel auf allen Regierungsebenen und den Druck der privaten Versicherer, die Kosten für medizinische Versorgung und Medikamente zu senken, versucht das System mit weniger Mitteln mehr zu erreichen. Dies erschwert den Zugang zu einer hochwertigen Versorgung, insbesondere in Krisenzeiten.

Auch wenn die Arbeit manchmal undankbar erscheint, wird sie oft belohnt. Mit der richtigen Behandlung sind die akuten Symptome in der Regel nur vorübergehend.

Wenn die Pflegekräfte sehen, dass ihr Angehöriger Anzeichen von wachsender Unabhängigkeit, klarerem Denken und nachlassenden Symptomen zeigt, ist das sehr erfreulich.

Viele Patienten erholen sich und übertreffen die Erwartungen ihrer Familien und sogar die ihres Arztes.

In vielen Fällen beruht die Beziehung zwischen dem Betreuer und dem psychisch Kranken auf Gegenseitigkeit: Der Schizophrene hilft im Haushalt, bei Routinearbeiten und bei der Pflege seiner älteren Eltern.

Allerdings solltest du ein Burnout der Pflegeperson vermeiden. Aufgrund der hohen Anforderungen und des Stresses in diesem Beruf sind Pflegerinnen und Pfleger besonders anfällig für ein Burnout. Einige der Anzeichen sind:

- Anhaltende Gefühle von Erschöpfung und Müdigkeit
- Vermindertes Interesse an den Dingen um dich herum
- Freischwebende Ängste
- Gefühle der Depression, Isolation und des Kontrollverlusts

Wenn du ein Flugzeug besteigst, wird in den Sicherheitshinweisen immer empfohlen, dass Eltern zuerst ihre Sauerstoffmaske aufsetzen, bevor sie das Gleiche für ihr Kind tun. Dies gilt auch für die Pflege von Kindern. Um eine angemessene Leistung als Pflegeperson zu erbringen, musst du dich zuerst um dich selbst kümmern. Nur so kannst du für deinen Angehörigen von Nutzen sein. Dazu musst du so weit wie möglich Wege finden, um Stress zu erkennen und zu minimieren.

Die Pflege eines Menschen mit Schizophrenie, vor allem wenn sich die Person in einer Psychose befindet (mit gestörtem, unlogischem oder desorganisiertem Denken), kann extrem belastend sein. Du bist vielleicht versucht, alles um dich herum fallen zu lassen und dich nur auf die Krankheit zu konzentrieren. Aber vor dieser Versuchung musst du dich hüten. Finde einen Weg, dich einzuschränken, und setze dir Grenzen, wie viel du im Laufe eines Tages tun kannst oder nicht.

Es lohnt sich nicht, ein Märtyrer zu sein. Dein Groll wird durchsickern, ohne dass du es merkst. Du würdest auch den Rest deiner Familie zu kurz kommen lassen. Hier sind einige Tipps, um den Stress der Pflege zu reduzieren:

- Bewege dich regelmäßig
- Achte auf eine ausgewogene, gesunde Ernährung
- Gönne dir ausreichend Schlaf
- Achte auf die Erhaltung deiner eigenen körperlichen Gesundheit
- Nimm dir Zeit, um bestehende Freundschaften zu pflegen
- Plane kurze Pausen in deinen Tag ein und plane Auszeiten im Laufe der Woche
- Plane Pausen oder Urlaube von deinen Betreuungsaufgaben
- Zögere nicht, andere um Hilfe zu bitten, wenn du dich überfordert fühlst.
- Gehe vor allem weiterhin den Dingen nach, die dir normalerweise Freude bereiten (gehe deinen Hobbys nach,

gehe ins Kino oder Theater und mache einen Spaziergang an einem sonnigen Tag).

Eine der besten Möglichkeiten, einen Burnout zu vermeiden, besteht darin, sich mit einem Freund in einer ähnlichen Situation zusammenzutun. Ein Freund kann wirklich verstehen, was du gerade durchmachst. Es ist wahrscheinlich, dass eure Hochs und Tiefs nicht gleichzeitig auftreten und dass ihr euch gegenseitig in verschiedenen Phasen unterstützen könnt.

Das Wichtigste: Bleibe immer hoffnungsvoll und denke daran, dass die Krise irgendwann vorübergehen wird, so schlimm sie auch sein mag.

Du solltest auch darauf achten, dass die Familie sicher ist!

Sicherheit für die ganze Familie

Eines der mit der Schizophrenie verbundenen Mythen ist, dass die meisten Menschen mit Schizophrenie gewalttätig sind. Dies entspricht bei Weitem nicht der Wahrheit. In Wirklichkeit sind Menschen mit Schizophrenie eher Opfer als Täter von Gewalt.

Auf der Straße werden sie oft als verletzliche, leichte Ziele wahrgenommen.

Das bedeutet jedoch nicht, dass die Sicherheit in der eigenen Wohnung nicht ein Thema sein sollte. Wenn jemand mit Schizophrenie aktiv psychotisch ist - mit unrealistischen, wahnhaften oder paranoiden Gedanken - kann er eine Bedrohung für andere Familienmitglieder darstellen. Die Person kann Stimmen hören, die ihr sagen, dass sie jemandem in ihrer Umgebung Schaden zufügen soll, da sie sich ohne triftigen Grund bedroht fühlt und Vergeltung üben will.

Das Risiko von Gewalttätigkeit nimmt zu:

- Wenn eine psychische Erkrankung unbehandelt bleibt
- wenn der Betroffene in der Vergangenheit bereits Gewalt und Aggression ausgeübt hat
- wenn die psychische Erkrankung durch den Konsum von Alkohol und/oder Drogen verkompliziert wird
- wenn die Person Halluzinationen oder Wahnvorstellungen hat

Du kannst jedoch das Risiko von Gewalt im Haushalt minimieren. Versuche, vorhersehbare Routinen zu schaffen. Stelle vernünftige Regeln und Grenzen für das Verhalten unter deinem Dach auf (z. B. keine laute Musik nach 23.00 Uhr, kein Drogenkonsum im Haus usw.).

- Lege angemessene und durchsetzbare Konsequenzen für Regelverstöße fest.
- Wenn eine Person verärgert zu sein scheint solltest du versuchen, ihre Wut zu zerstreuen, anstatt sie zu verschlimmern.
- Wähle deine Streitpunkte und Konflikte; vermeide Konfrontationen über unwichtige Themen
- Gehe nicht zu nah an die Person heran, dass sie sich körperlich bedroht fühlt.
- Trenne die Person von ihrer Krankheit. Ärgere dich nicht über Äußerungen, die eindeutig Teil der Krankheit sind.
- Wenn du besorgt um deine Sicherheit bist, schließe deine Schlafzimmertür nachts ab.
- Zögere nicht, Hilfe zu holen, wenn du sie in einem Notfall brauchst

Wenn du dich körperlich bedroht fühlst oder wirklich das Gefühl hast, dass du, dein psychisch kranker Angehöriger oder eine andere Person in deinem Haus in unmittelbarer Gefahr ist, rufe den Notruf an und erkläre, dass die Person eine schwere psychische Krankheit hat.

Ein vorher vereinbarter schriftlicher Vertrag zwischen dir und deinem Verwandten kann in vielen Fällen helfen, Grenzen festzulegen und Streit zu vermeiden. In vielen Fällen kann eine Person mit Schizophrenie auf einen ungeschulten oder unerfahrenen Polizeibeamten bedrohlich wirken, sodass dieser mit Gewalt überreagiert. Wenn du die Befürchtung hast, dass dein Angehöriger gefährlich werden könnte, wende dich an die örtliche Polizeidienststelle, bevor es zu einem Notfall kommt. Erkläre, dass dein Angehöriger an einer psychischen Krankheit leidet und manchmal zu ungewöhnlichem Verhalten neigt.

Erkläre, dass dein Angehöriger nicht gefährlich ist, dass du aber in der Lage sein willst, Hilfe zu rufen, falls du sie benötigst.

Geschwister und Schizophrenie

Die Bindung zwischen Geschwistern ist eine der längsten und engsten aller familiären Beziehungen, denn Geschwister sind in der Regel näher am Alter und überleben normalerweise ihre Eltern.

Wenn also bei einem Geschwisterteil eine Schizophrenie diagnostiziert wird, hat dies - unabhängig von seinem Alter - tiefgreifende Auswirkungen auf das andere.

Andere Kinder mit einbeziehen

Wenn ein Kind von einer schweren Krankheit betroffen ist - sei es Krebs, Autismus, Diabetes oder Schizophrenie -, ist es für Eltern leicht, sich um dieses Kind zu kümmern und die Bedürfnisse der gesunden Geschwister aus den Augen zu verlieren. Dieser Ansatz ist problematisch für die erkrankte Person, die anderen Geschwister und den Rest der Familie. Die Familien müssen ein Gleichgewicht herstellen, um die emotionalen Bedürfnisse aller Beteiligten zu befriedigen.

Natürlich braucht die Person mit Schizophrenie manchmal besondere Aufmerksamkeit, aber die Eltern müssen dafür sorgen, dass sich die anderen Geschwister nicht vernachlässigt oder ignoriert fühlen. Außerdem nehmen Kinder sehr genau wahr, wenn Eltern scheinbar ungleichmäßig Aufmerksamkeit oder sogar Disziplin anwenden. Wenn sie bei einem Geschwisterkind aufmerksamer oder nachsichtiger sind als bei einem anderen, kann das zu Unmut führen.

Vor allem jüngere Kinder können eifersüchtig auf das kranke Kind oder den kranken Jugendlichen sein (der im Mittelpunkt der elterlichen Aufmerksamkeit steht), und sie können auch verwirrt sein, warum sich ihr Geschwisterkind seltsam verhält. Es ist wichtig, dass die Eltern einfache Wege finden, um zu erklären, dass ihr Geschwisterkind Probleme hat und dass es einen Berater, Arzt und/oder Sozialarbeiter aufsucht, um diese Probleme zu lösen. Je nach Alter des gesunden Geschwisters kann die Botschaft sogar noch deutlicher ausfallen und darauf hinweisen, dass mit dem Gehirn des Geschwisters etwas nicht stimmt.

Die Person mit Schizophrenie schwänzt zum Beispiel die Schule, und das gesunde Geschwisterkind ist vielleicht eifersüchtig, verärgert oder einfach nur verwirrt, warum die Eltern dies zulassen. Kleine Kinder haben einen ausgeprägten Sinn für Fairness und merken, wenn sie nicht gleichbehandelt werden.

In solchen Fällen ist es wichtig, dass die Eltern sich mit den gesunden Geschwistern zusammensetzen und ihnen erklären, dass es generell nicht akzeptabel ist, nicht zur Schule zu gehen. Ihr Geschwisterkind kann jedoch nicht gehen, weil es krank ist. Gib auch einige ermutigende Worte von dir - zum Beispiel, dass du hoffst, dass es dem psychisch kranken Kind nach einigen Wochen, Monaten usw. wieder gut genug geht, um in die Schule zurückzukehren. Außerdem bist du froh, dass das gesunde Kind regelmäßig zur Schule gehen kann.

Belaste ältere Geschwister nicht mit mehr Verantwortung, als sie tragen können. Auch wenn sie ihren pflegenden Eltern gerne zur Seite stehen und sehr hilfsbereit sind, sollten sie nicht mit einer Verantwortung überfordert werden.

Kinder identifizieren sich wahrscheinlich eher mit einem kranken Geschwisterkind, das das gleiche Geschlecht hat oder ähnlich alt ist. Einige gesunde Geschwister werden eher beeinträchtigt als andere, weil sie vom Temperament her empfindlicher sind.

Manchmal werden gesunde Geschwister von anderen Kindern gehänselt, weil ihr krankes Geschwisterkind sich seltsam verhält oder anders aussieht. Das kann sehr schmerzhaft sein - vor allem in der Pubertät, wenn so viel Wert daraufgelegt wird, dass sich alle den Gleichaltrigen anpassen. Achte auf Anzeichen von Mobbing oder Hänseleien gegenüber den kranken oder gesunden Geschwistern in deiner Familie, damit du Strategien für den Umgang mit solchen Situationen besprechen oder im Rollenspiel üben kannst. Achte auch auf Anzeichen von Depressionen. Sei immer bereit, Fragen zu beantworten, und ermutige deine Kinder, Fragen zu stellen.

Umgang mit Ängsten unter Geschwistern

Eine der größten Ängste von Geschwistern ist, dass ihnen das Gleiche passieren könnte. Da sie den gleichen genetischen Pool und das gleiche Umfeld haben, sind ihre Ängste nicht völlig unbegründet (siehe Kapitel 2 für Informationen über die Genetik der Schizophrenie). Möglicherweise zögert das Kind oder der Jugendliche auch, solche Ängste mit einem bereits überlasteten Elternteil zu besprechen. In diesem Fall ist es für das gesunde Kind oft hilfreich, einen Berater für psychische Gesundheit aufzusuchen, um Unterstützung und Beruhigung zu erhalten. Manchmal kann dies auch von einem Beratungslehrer oder Schulpsychologen in der Schule des Kindes übernommen werden. Bevor du diese Möglichkeit wahrnimmst, solltest du selbst mit der Person sprechen. So kannst du sicherstellen, dass sie der Aufgabe gewachsen ist.

Da die Schizophrenie in der gesamten Familie Auswirkungen hat, solltest du den Lehrern oder der Schulleitung deines Kindes die entsprechenden Informationen mitteilen. Du solltest dir von ihnen zusichern lassen, dass die Informationen vertraulich behandelt werden.

Ältere Geschwister teilen einige der gleichen Sorgen wie die älteren Eltern. Sie fragen sich, welche Rolle und Verantwortung sie nach dem Tod ihrer Eltern haben werden - emotional, finanziell usw. Werden sie sich für immer um die Person mit Schizophrenie kümmern müssen? Eltern sollten ein gesundes Kind nicht unter Druck setzen oder dazu zwingen, für seinen kranken Verwandten zu sorgen. Jedes Geschwisterkind muss selbst entscheiden, in welchem Umfang es sich engagiert.

Wenn sie ins Berufsleben einsteigen und sich auf dem Weg zur Unabhängigkeit befinden, werden einige gesunde Geschwister dem Vorbild ihrer Eltern folgen und aktive Betreuer ihrer Geschwister werden. Viele werden sogar Fachleute im Gesundheitswesen. Andere beschließen vielleicht, ihr psychisch krankes Geschwisterkind zurückzulassen. Es kommt häufig vor, dass Geschwister, denen es gut geht, Pflegeberufe ergreifen, um auf diese Weise weniger direkt etwas zurückzugeben. Offene Gespräche, Familientreffen oder Treffen mit Fachleuten für psychische Gesundheit können den Geschwistern helfen, diese Ängste zu zerstreuen - von denen einige berechtigt sein mögen und andere nicht - und wohlüberlegte Entscheidungen über die Pflege zu treffen.

Wenn ein Ehepartner oder Partner an Schizophrenie erkrankt ist

Jede Art von ernsthaftem Problem - medizinisch, finanziell, rechtlich oder anderweitig - kann einen Keil zwischen Ehe- oder Lebenspartner treiben. Dies gilt insbesondere, wenn bei einem Partner eine schwere psychische Erkrankung wie Schizophrenie diagnostiziert wird. Obwohl Schizophrenie viel häufiger bei jüngeren Erwachsenen auftritt, können sich die

Symptome auch in höherem Alter manifestieren, bevor oder nachdem sie heiraten.

Da Männer mit Schizophrenie früher erkranken als Frauen, ist die Wahrscheinlichkeit, dass sie heiraten, geringer als bei Frauen. Tatsächlich heiratet nur etwa einer von vier Männern mit Schizophrenie jemals. Bei Frauen ist die Wahrscheinlichkeit höher, dass sie heiraten - einigen Berichten zufolge tun dies bis zu 70 Prozent von ihnen. Leider sind die Trennungs- und Scheidungsraten bei Menschen mit Schizophrenie höher als in der Allgemeinbevölkerung, und zwar bei beiden Geschlechtern.

Wie sich die Schizophrenie auf eine Ehe auswirkt, hängt von der Schwere der Krankheit, ihrer Dauer, dem Ansprechen auf die Behandlung und der Fähigkeit der beiden Partner zur Kommunikation und Bewältigung ab.

Überlege, ob ihr noch ein Paar sein könnt?

Schizophrenie kann viele Aspekte einer Partnerschaft infrage stellen. Abhängig von der Schwere der Erkrankung und den wechselnden Symptomen kann es für den erkrankten Ehe- oder Lebenspartner schwierig sein, emotionale Nähe aufrechtzuerhalten, für finanzielle Stabilität zu sorgen oder an gesellschaftlichen Veranstaltungen teilzunehmen. Der gesunde Partner fühlt sich möglicherweise mit der Verantwortung als Hauptversorger und Ernährer der Familie überfordert und fühlt sich eher wie ein Elternteil als ein Ehepartner oder Partner.

Viele Ehe- und Lebenspartner stellen sich aus religiösen oder spirituellen Gründen oder aus reiner Liebe und

Bewunderung diesen Herausforderungen und unterstützen ihren Ehepartner kontinuierlich. Die Beziehung mag anders sein als viele konventionelle Beziehungen, aber beide Partner können sagen, dass sie nicht einen Moment lang mit jemand anderem tauschen würden.

Gesunde Partner sollten sich bemühen, auf den Stärken ihres Partners aufzubauen. Dabei sollten sie dem Einzelnen die Möglichkeit geben, jede Verantwortung zu übernehmen, zu der er fähig ist. Wenn beispielsweise die Ehefrau Vollzeit arbeitet und ihr kranker Mann zu Hause bleibt, sollte er sich an der Kinderbetreuung und einem Teil der Hausarbeit beteiligen. Das Paar sollte auch versuchen, einige normale Aktivitäten zu unternehmen - gemeinsam essen zu gehen oder ins Kino zu gehen. Der gesunde Partner sollte auch darauf achten, dass die Kinder beiden Elternteilen den gleichen Respekt entgegenbringen.

Du solltest wissen, wie die Kinder deine Situation verstehen können, damit sie sich weder in schulischer noch in emotionaler, körperlicher oder geistiger Hinsicht auf sie auswirkt.

Hilf deinen Kindern zu verstehen, was vor sich geht

Die Kinder müssen altersgerecht über die Krankheit ihrer Eltern informiert werden. Wahrscheinlich merken sie bereits, dass mit ihrem Elternteil etwas nicht stimmt. Möglicherweise verhält sie sich anders als andere Mütter, oder er geht nicht wie andere Väter zur Arbeit. In einigen Fällen kommt es zu einem ungewöhnlichen Rollentausch, bei dem sogar sehr junge Kinder beginnen, ihre Eltern zu „erziehen".

In anderen Fällen bemerken die Kinder nicht, dass etwas nicht stimmt. Sie glauben, dass die Eltern aller anderen genauso „schrullig“ sind wie ihre eigenen, weil ihre Erfahrungen außerhalb des Elternhauses so begrenzt sind. Sie können die Symptome mit einem ungewöhnlichen Persönlichkeitstyp verwechseln (z. B. mit einer Drama-Queen). Oder sie wissen zwar, dass etwas nicht in Ordnung ist, sind aber nicht in der Lage, ihre Ängste und Sorgen zu äußern.

Wir sollten uns darüber im Klaren sein, dass die Fähigkeit von Kindern, etwas zu verstehen und damit umzugehen, stark von ihrem Alter und ihrem Reifegrad abhängen kann.

Kleinere Kinder

Wenn Kinder ins Schulalter kommen, stellen sie vielleicht fest, dass andere Kinder sie wegen des seltsamen Verhaltens oder der Kleidung ihrer Eltern hänseln. Deshalb muss man es den Kindern sagen, sobald sie alt genug sind zu verstehen. Sie müssen wissen, dass ihr Elternteil ein Problem mit seinen Gedanken, Gefühlen oder seinem Verhalten hat, dass ihr Elternteil sie immer noch sehr liebt, dass ihr Elternteil sein Bestes gibt und dass der gesunde Elternteil dafür sorgen wird, dass sie sicher sind und gut versorgt werden.

Der gesunde Ehepartner muss sich auch vergewissern, dass der schizophrene Elternteil wirklich in der Lage ist, Kinder zu erziehen. Er muss mit den Belastungen umgehen können, die die Kinderbetreuung mit sich bringt.

Wenn die Krankheit am schlimmsten ist, muss vielleicht ein anderer Verwandter einspringen, um bei der Kinderbetreuung, den Hausaufgaben, dem Einkaufen oder der Bildung von Fahrgemeinschaften zu helfen.

Wenn du dir Sorgen über Vernachlässigung, Missbrauch, Positivsymptome oder illegalen Drogenkonsum machst, die sich auf ein Kind auswirken, solltest du diese Sorgen sofort dem Arzt deines Angehörigen mitteilen oder bei drohender Gefahr die zuständige Sozialbehörde einschalten.

Ältere Kinder

Wenn Kinder zu Jugendlichen und jungen Erwachsenen werden, können sie anfangen, wütend oder verbittert darüber zu sein, was sie aufgrund der Krankheit verpasst haben. Sie haben vielleicht das Gefühl, dass sie nicht richtig erzogen wurden, dass die Krankheit ihre Interaktionen mit anderen Kindern einschränkte oder dass ihre Familie nie traditionelle Feste oder Urlaube wie andere Familien feierte. Möglicherweise wurden sie um einen Teil ihrer Kindheit betrogen oder ihnen wurden Lügen erzählt, die sie nun zu Misstrauen veranlassen.

Vielleicht machen sie sich auch Sorgen darüber, dass ihnen eines Tages dasselbe passieren könnte - dass sie die Symptome der Schizophrenie erleben. Noch bevor sich diese Anzeichen bemerkbar machen und ohne Anpassungsprobleme ist es hilfreich, einen Berater für psychische Gesundheit zu finden. Er hilft dem jungen Menschen, die komplexen Herausforderungen zu bewältigen, die ein schizophrener Elternteil mit sich bringt.

Die Zusammenarbeit mit Fachleuten kann auch dir helfen zu verstehen, wie du mit einem schizophrenen Elternteil leben kannst!

Zusammenarbeit mit Fachkräften

Leider betrachten sogar einige Ärzte die Familien als Teil des Problems und nicht als Teil der Lösung. Alte Theorien halten sich hartnäckig; sie geben den Familien die Schuld an der Krankheit oder an der Verschlimmerung der Symptome. Infolgedessen schränken diese Ärzte, Psychologen, Sozialarbeiter und andere psychosoziale Fachkräfte möglicherweise die Kommunikation mit Familienmitgliedern ein oder hören ihnen nicht zu (was bedeutet, dass sie nicht von den Informationen profitieren, die nur Familien liefern können).

Für Fachleute ist es äußerst nützlich, von Familienmitgliedern (zusätzlich zu der Person mit Schizophrenie) Rückmeldungen darüber zu erhalten, wie die Person im wirklichen Leben funktioniert. Das gilt auch außerhalb der Praxis, wo die Person nur für einen relativ kurzen Zeitraum gesehen wird. Auf diese Weise kann der Psychiater genauer feststellen, ob die Medikamente wirken, ob Nebenwirkungen auftreten und ob eine Änderung der Dosierung erforderlich ist.

Warte nicht, bis du gebeten wirst, dich zu beteiligen. Familienmitglieder müssen proaktiv kommunizieren, dass sie als Mitglied des Behandlungsteams mitwirken wollen:

1. Frage nach dem Namen der Person, die für die Betreuung deines Angehörigen verantwortlich ist.
2. Bitte um ein erstes Treffen mit dieser Person.
3. Weise darauf hin, dass du über wertvolle Informationen über die Symptome und Behandlungen deines Angehörigen verfügst. Du weißt, welche Praktiken erfolgreich waren und welche nicht, und gibst sie gerne weiter.

4. Vergewissere dich, dass du aus dem Erstgespräch mit einer klaren Vorstellung von der Diagnose, dem Behandlungsplan und der Prognose deines Angehörigen hervorgehst, auch wenn du sehr hartnäckig sein musst, um dies sicherzustellen.
5. Finde heraus, wie die Fachkraft möchte, dass du regelmäßig mit ihr kommunizierst.

Wenn der Facharzt nicht bereit ist, dir Informationen zu geben und sich hinter dem Deckmantel der Vertraulichkeit versteckt, bitte deinen Angehörigen eine Erklärung zu unterschreiben, in der er sich damit einverstanden erklärt, dass der Arzt mit dir kommuniziert. Selbst wenn dein Angehöriger nicht bereit ist, sein Einverständnis zu geben, ist es kein Verstoß gegen die Schweigepflicht, wenn du dem Arzt Informationen gibst.

Wie geht man mit einem Partner mit Schizophrenie um?

Es gibt wirklich keine Gebrauchsanweisung, wie man einem geliebten Menschen mit Schizophrenie hilft, ein möglichst normales und produktives Leben zu führen. Obwohl Bücher wie dieses von unschätzbarem Wert sind, müssen die meisten Fähigkeiten zur Bewältigung der Schizophrenie durch Training am Arbeitsplatz erlernt werden - sowohl für die Familie als auch für die Person mit Schizophrenie. Es ist definitiv nicht einfach, eine Krankheit zu verstehen, die so verwirrend, so beängstigend und so schwierig zu behandeln ist wie die Schizophrenie.

Die Herausforderungen der Integration einer Person mit Schizophrenie in die Familie und in die Gemeinschaft können für alle Beteiligten stressig, deprimierend und angstauslösend sein. Im Folgenden werden wir uns auf Bewältigungsstrategien konzentrieren, die sowohl Betreuern als auch Patienten dabei helfen, das bestmögliche Leben mit Schizophrenie zu führen.

Hilf deinem Angehörigen mit anderen zusammenzuleben

Die Auswirkungen der Schizophrenie gehen oft weit über die unmittelbar von der Krankheit betroffene Person hinaus. Wie bei vielen psychischen Erkrankungen führt auch die Schizophrenie zu Verhaltensweisen, die es für die betroffene Person schwierig machen, sich nicht nur in die Familie, sondern auch in die Gesellschaft insgesamt einzufügen. Da es sich bei Schizophrenie um eine wenig bekannte und oft gefürchtete Diagnose handelt, ist es wichtig, dass du nicht nur dich und deinen Angehörigen aufklärst, sondern auch alle anderen, die mit deinem Angehörigen in Kontakt kommen.

Beachte die folgenden Punkte:

- Chronische psychische Erkrankungen betreffen mehr als eine Person. Schizophrenie verursacht Kollateralschäden und hat wahrscheinlich Auswirkungen auf die gesamte Familie (Eltern, Ehepartner, Kinder, Geschwister, Großeltern, Onkel, Tanten, Cousins usw.) sowie auf Freunde, Bekannte, Arbeitskollegen und Klassenkameraden. Dies führt zu Stress für die ganze Familie.
- Hirnleistungsstörungen wirken sich auf jeden Aspekt des Lebens aus. Jede Hirnstörung kann tiefgreifende Auswirkungen auf Gesundheit, Beschäftigung, Finanzen, soziale Bindungen und Beziehungen haben.
- Schizophrenie erfordert eine langfristige Denkweise. Zur Krankheitsbewältigung gehört auch die Erkenntnis, dass Schizophrenie keine einmalige Krankheit ist, sondern die

Unterstützung von Familie und Freunden über einen langen Zeitraum hinweg erfordert. Das bedeutet auch, dass deine Aufgabe als Betreuer, Aufmunterer und Kontaktperson für deinen geliebten Menschen niemals erledigt ist - es werden immer wieder neue Situationen auftreten, die neue Lernfähigkeiten und neue Bewältigungsmechanismen erfordern.

- Die Belastungen, die du als Pflegeperson empfindest, werden sich mit der Zeit ändern. Die Zeit vor und kurz nach der Diagnose ist für die Pflegenden oft am schwierigsten.

In diesem Abschnitt zeigen wir dir Möglichkeiten auf, wie du sowohl deinem Angehörigen als auch dir selbst helfen kannst, mit dem Stress des Lebens in einer Gemeinschaft - sei es eine Familie oder eine Stadt - umzugehen, wenn du an Schizophrenie leidest.

Du musst das Rad nicht neu erfinden. Menschen, die schon vor dir da waren (Familienmitglieder, Freunde und Fachleute), haben bestimmt praktische Ratschläge für dich. Zögere nicht, auf ihre Erfahrungen zurückzugreifen, um deine eigenen weniger stressig zu machen.

Ein erster wichtiger Schritt ist es, die besonderen Stressfaktoren psychischer Erkrankungen zu verstehen.

Jede chronische Erkrankung verursacht Stress, aber psychische Erkrankungen wie Schizophrenie bringen besondere Stressfaktoren mit sich, die besondere Bewältigungsmechanismen erfordern:

- Die Krankheit hat in der Regel einen langfristigen chronischen Verlauf. Schizophrenie lässt sich zwar beherrschen und kontrollieren, aber nicht heilen. Das bedeutet, dass du und dein Angehöriger ein Leben lang mit der Schizophrenie zu tun haben werden - ein beängstigender Gedanke, selbst unter den besten Umständen.
- Menschen mit dieser Störung haben oft keine Einsicht in ihre eigene Krankheit und sind ihre eigenen schlimmsten Feinde. Sie erkennen möglicherweise nicht, dass sie krank sind und Hilfe brauchen.
- Dein Angehöriger wird wahrscheinlich für eine lange Zeit, wenn nicht sogar für den Rest seines Lebens Medikamente einnehmen müssen. Manche Menschen nehmen diese ständige Erinnerung an ihre Krankheit übel und experimentieren mit wechselnden Dosierungen, machen selbst ernannte „Medikamentenferien“ oder setzen die Medikamente ganz ab - mit schwerwiegenden Folgen.
- Um das Selbstwertgefühl und die Funktionsfähigkeit eines Menschen zu verbessern, sind mehr als nur Medikamente erforderlich. Das bedeutet, dass entweder du oder dein Angehöriger eine Reihe von Behandlungen, Basisdiensten und Unterstützung finden, bezahlen und koordinieren musst.
- Die Höhen und Tiefen der Krankheit nehmen ihren Lauf, und dein Leben wird unberechenbar. Es kann alles gut laufen, und dann entgleist es plötzlich. Dies führt zu Ängsten und Sorgen, wann der nächste Stein ins Rollen kommt. Das macht es für Familien schwer, vorauszuplanen und selbst so etwas Einfaches wie einen Urlaub zu organisieren.
- Es *wird* zu Krisen kommen, von denen viele vermieden werden können, manche aber auch nicht. Dies führt unweigerlich zu Rückschlägen, Frustration und Enttäuschung.

- Die Teilnahmslosigkeit, die oft mit Schizophrenie einhergeht, kann für andere sehr verletzend sein. Du musst dir vor Augen halten, dass dein Angehöriger ein guter Mensch ist.
- Du musst dir vergegenwärtigen, dass dein geliebter Mensch nicht einfach nur faul ist oder provoziert - und das im Hinterkopf zu behalten, wenn du frustriert oder mit den Nerven am Ende bist, kann schwierig sein.
- Jede schwere Krankheit kann das Familienleben beeinträchtigen, da sie zu Störungen führt. Sie kann eine Freistellung von der Arbeit für Arztbesuche oder Krankenhausaufenthalte erforderlich machen und dazu führen, dass man keine Gelegenheit mehr hat, an Freizeitaktivitäten und sozialen Aktivitäten teilzunehmen.
- Fachleute kümmern sich zwar um die Betroffenen, aber sie kommen und gehen. Die Familie ist der konstanteste Einfluss auf die schizophrene Person und füllt die Lücken, wann immer es nötig ist.

Stress reduzieren

Stress belastet die körperliche und geistige Gesundheit eines jeden Menschen. Für Menschen mit Schizophrenie-Diagnose kann er jedoch besonders schädlich sein: Zu viel Stress kann die Symptome verschlimmern oder sogar einen Rückfall auslösen. Obwohl es unmöglich ist, jeglichen Stress zu beseitigen, wird die Reduzierung von Stress, wann immer es möglich ist, dein Leben und das von deinem Angehörigen langfristig erleichtern. Das Erkennen von Stressoren und die Vermittlung von Hilfsmitteln zur Stressreduzierung werden sich für alle Beteiligten auszahlen.

Menschen mit Schizophrenie sind wahrscheinlich sehr empfindlich und empfinden Stress in Situationen, in denen du ihn vielleicht nicht empfindest. Sie neigen auch dazu, auf Stress in übertriebener Weise zu reagieren. So kann schon eine geringfügige Änderung im Tagesablauf oder in der Umgebung deines Angehörigen zu einem erheblichen Stressfaktor werden. Erwartungsangst, z. B. bei einem geplanten Abendessen mit einem neuen Freund kann dazu führen, dass dein Angehöriger sehr nervös ist, was er sagen oder tun soll. Ein Wechsel des Arbeitsplatzes, der Wohnung oder des Therapeuten kann ihn/sie in helle Aufregung versetzen. Auch ein ständiger Kontakt mit einer anderen Person für zu viele Stunden am Tag kann für Ihren Angehörigen schwer zu ertragen sein. Ein Trauma, wie der Verlust eines Freundes oder der Tod eines Elternteils, kann so belastend sein, dass es zu schweren Depressionen oder psychotischen Gedanken führt.

Der Stress fordert auch seinen Tribut des Pflegenden. Sie sind häufiger depressiv und leiden eher an körperlichen Problemen wie Diabetes und Herzkrankheiten als Menschen, die keine Pflegenden sind. Die Pflege kann körperlich anstrengend und emotional belastend für Menschen sein, die mehrere Aufgaben zu bewältigen haben, wie z. B. einen Beruf auszuüben, sich um Kinder zu kümmern und dann auch noch einen Ehepartner mit Schizophrenie zu pflegen.

Die Anzeichen für Stress sind nicht immer offensichtlich. Hier sind einige Anzeichen dafür, dass dein geliebter Mensch (oder du!) unter Stressüberlastung leiden könnte:

- Schlafprobleme (entweder zu wenig Schlaf oder zu viel Schlaf)
- Verändertes Essverhalten (zu wenig oder zu viel essen)
- Gereiztheit

- Wut
- Ängstlichkeit
- Traurigkeit
- Müdigkeit (die meiste Zeit, im Gegensatz zu gelegentlich oder nur vor dem Schlafengehen)
- Körperliche Probleme (wie Kopfschmerzen, Schmerzen oder Magen-Darm-Probleme)
- Verlust des Interesses an Dingen, die normalerweise Spaß machen (z. B. Sex, soziale Kontakte usw.)

Wenn eine Person in einer Familie - oder eine Person in einer Gruppe von Menschen, die zusammenleben oder arbeiten - gestresst ist, hat dies wahrscheinlich einen negativen Spillover-Effekt auf die Menschen um sie herum. Umgekehrt kann sich der Abbau von Stress exponentiell auszahlen - für mehr als eine Person.

Du kannst Stress kontrollieren und minimieren. Im Folgenden findest du einige Möglichkeiten, wie du Stress abbauen kannst - sowohl für deinen Angehörigen als auch für dich selbst:

- **Prioritäten setzen** - Menschen mit Schizophrenie fühlen sich leicht überfordert. Dies gilt insbesondere, wenn jemand nach einer akuten psychotischen Episode gerade erst wieder zu seinen normalen Aktivitäten zurückkehrt. Das kann sich plötzlich so schwierig anfühlen wie die Besteigung des Mount Everest. Übergänge jeglicher Art können besonders stressig sein - ein Umzug in eine neue Wohnung, die Anstellung in einem neuen Job, die Übernahme neuer Aufgaben in einem alten Job. Einige der Symptome der

Schizophrenie erschweren es, sich zu konzentrieren. Deshalb ist es besonders wichtig, dass dein Angehöriger seine Prioritäten erkennt, ordnet und sich daran hält. Schriftliche Listen können sehr hilfreich sein. Sie helfen, wenn dein Angehöriger Schwierigkeiten hat, sich zu merken, was als Nächstes zu tun ist oder Prioritäten zu setzen. Schlage ihm vor, eine Liste mit den zu erledigenden Dingen zu erstellen, die Punkte nach Priorität zu ordnen und jede Aufgabe nach Erledigung abzuhaken. Es hat etwas sehr Befriedigendes, eine Checkliste abzuarbeiten und Dinge abzuhaken! (Wenn dein Angehöriger gut mit dem Computer umgehen kann, sind Websites wie *Remember the Milk* sehr nützlich. Hilf deinem geliebten Menschen, große Aufgaben in kleine zu unterteilen, damit sie sich nicht so überwältigend anfühlen. Der erste Schritt zur Wiederaufnahme des Schulbesuchs könnte beispielsweise darin bestehen, einen Kurs zu besuchen. Der erste Schritt zur Wiederaufnahme der Arbeit könnte darin bestehen, sich freiwillig für einen Job zu melden. Der erste Schritt zum Duschen könnte darin bestehen, sich neue Kleidung auszusuchen; und der erste Schritt, einen Freund zu finden, könnte darin bestehen, zu lernen, wie man lächelt, wenn man jemandem begegnet. Pflegende Angehörige fühlen sich oft gestresst, wenn sie glauben, alles schaffen zu können, also versuche einen Schritt nach dem anderen zu gehen.

- **Bewegt euch** - Bewegung und körperliche Aktivität helfen, Stress abzubauen. Sorge dafür, dass du und dein Angehöriger regelmäßig Sport treiben. Wenn dein Angehöriger keine Motivation hat, Sport zu treiben, solltest du Wege finden, ihn zu ermutigen. Schlage z. B. vor, regelmäßig gemeinsam spazieren zu gehen, oder beschenke ihn mit einer Mitgliedschaft in einem Fitnessstudio oder Gesundheitsclub. Auch der Besitz eines Hundes kann Menschen dazu ermutigen, nach draußen zu gehen und sich zu bewegen.

- **Lege dir ein Haustier zu** - Eine Reihe von Studien hat gezeigt, dass ein Haustier Stress abbauen kann. Wenn man Zeit mit Tieren verbringt, sinken sowohl die Herzfrequenz als auch der Blutdruck. Für Menschen mit schweren psychischen Erkrankungen bieten Haustiere auch den Vorteil, dass sie ihnen Gesellschaft leisten und sie vor Einsamkeit bewahren. Die Haltung eines Haustieres bringt Verantwortung mit sich, was in der Gleichung berücksichtigt werden muss. Wenn die Pflege eines Hundes oder einer Katze zu anstrengend ist, kann auch die Haltung eines Aquariums mit Fischen ähnliche Vorteile bringen. Oder vielleicht kann dein Angehöriger ehrenamtlich in einem örtlichen Tierheim mitarbeiten. So hat er den doppelten Vorteil, dass er Zeit mit Tieren verbringt und durch die ehrenamtliche Tätigkeit wieder ins Berufsleben einsteigen kann.
- **Atme tief durch** - Meditation, Atemübungen und Yoga können helfen, Stress abzubauen. Diese Aktivitäten senken die Herzfrequenz, verlangsamen die Atmung und senken den Blutdruck - all das führt dazu, dass du dich ruhiger und weniger gestresst fühlst. Da es sich dabei nicht um eine Behandlung handelt, sind sie gesellschaftlich akzeptiert, haben kein Stigma und bieten die Möglichkeit, neue Freunde zu finden.
- **Lachen** - Alles, was ein herzhaftes Lachen hervorruft, wie zum Beispiel alte Sitcoms im Fernsehen (wie I Love Lucy, Seinfeld, Friends oder Everyone Loves Raymond), kann

helfen, Stress abzubauen. Studien haben gezeigt, dass Lachen bestimmte Stresshormone abbauen kann.

- **Sucht euch ein Hobby** - Egal, ob ihr einen Sport treibt, einer Sportmannschaft folgt, allein oder in einer Gruppe strickt oder ins Kino geht - etwas zu finden, das euch interessiert und euch von euch und euren Problemen ablenkt, ist ein ausgezeichneter Stressabbau.
- **Versuche, eine Routine zu planen und einzuhalten** - Da es Menschen mit Schizophrenie oft schwerfällt, sich auf Veränderungen einzustellen, ist es hilfreich, eine vorhersehbare Routine einzurichten, sodass die Dinge jeden Tag auf die gleiche Weise und ungefähr zur gleichen Zeit erledigt werden. Dies ist besonders wichtig für das Essen und Schlafen. Wenn Änderungen an der Routine vorgenommen werden, sollten sie schrittweise erfolgen.
- **Bringe gelegentlich Abwechslung in die Routine** - so beruhigend Routinen auch sein mögen, jeder scheint von einer gelegentlichen Abwechslung zu profitieren. Wenn du feststellst, dass sich dein Angehöriger sehr gestresst fühlt, überlege, wie du ihm beim Entspannen helfen kannst. Ein Mini-Urlaub - wie z. B. ein Ausflug in die Natur an einem Frühlingstag oder ein Tag am Strand im Sommer - kann helfen, Stress abzubauen und das Gleichgewicht wiederherzustellen.
- **Erlaube dir einen „Bad-Hair-Day“** Es gibt Dinge, die einen aus der Bahn werfen können und die nichts mit der Krankheit der Person zu tun haben. Ein verschütteter Kaffee auf dem neuen Anzug, ein Vorgesetzter, der verärgert zur Arbeit kommt, oder ein Bus, der zu spät kommt und einen Therapietermin verpasst - die Liste lässt sich fortsetzen!

Mache dir Zugeständnisse, denn manche Dinge passieren einfach.

- **Behandle es** - Wenn andere, konservativere Ansätze zur Stressbewältigung nicht zu funktionieren scheinen, solltest du vielleicht den Psychiater, Therapeuten oder Fallmanager deines Angehörigen aufsuchen. Im besten Fall erkennen sie es sogar, bevor du es erkennst.
- **Stress äußert sich oft in Form von Angstzuständen** - Wenn dein Angehöriger unkontrollierbar ängstlich zu sein scheint, kann das eine Nebenwirkung eines seiner Medikamente sein. Wenn es sich nicht um eine Nebenwirkung eines Medikaments handelt, kann der Arzt ein Medikament gegen Angstzustände verschreiben, um die Angst zu kontrollieren. Auch Gesprächstherapien können hilfreich sein, um deinem geliebten Menschen Techniken zur Verringerung der Ängste zu vermitteln.
- **Schaue regelmäßig vorbei** - Wie jeder andere Mensch auch, merken Menschen mit Schizophrenie nicht immer, wenn sie sich übermäßig gestresst fühlen. Wenn dein Angehöriger unter deinem Dach lebt, kannst du ihn/sie regelmäßig fragen, wie es ihm/ihr geht. Wenn die Person woanders lebt, rufe regelmäßig an, um zu erfahren, wie es ihr geht. An besonderen Tagen, an denen eine Person besonders gestresst sein kann (z. B. Weihnachten, Todestage, Geburtstage), solltest du dich im Voraus vergewissern, dass deine geliebte Person einen guten Plan hat, wie sie diesen Tag bewältigen kann. Allein das Gespräch mit einer anderen Person über die Ursachen des Stresses kann die Belastung verringern.

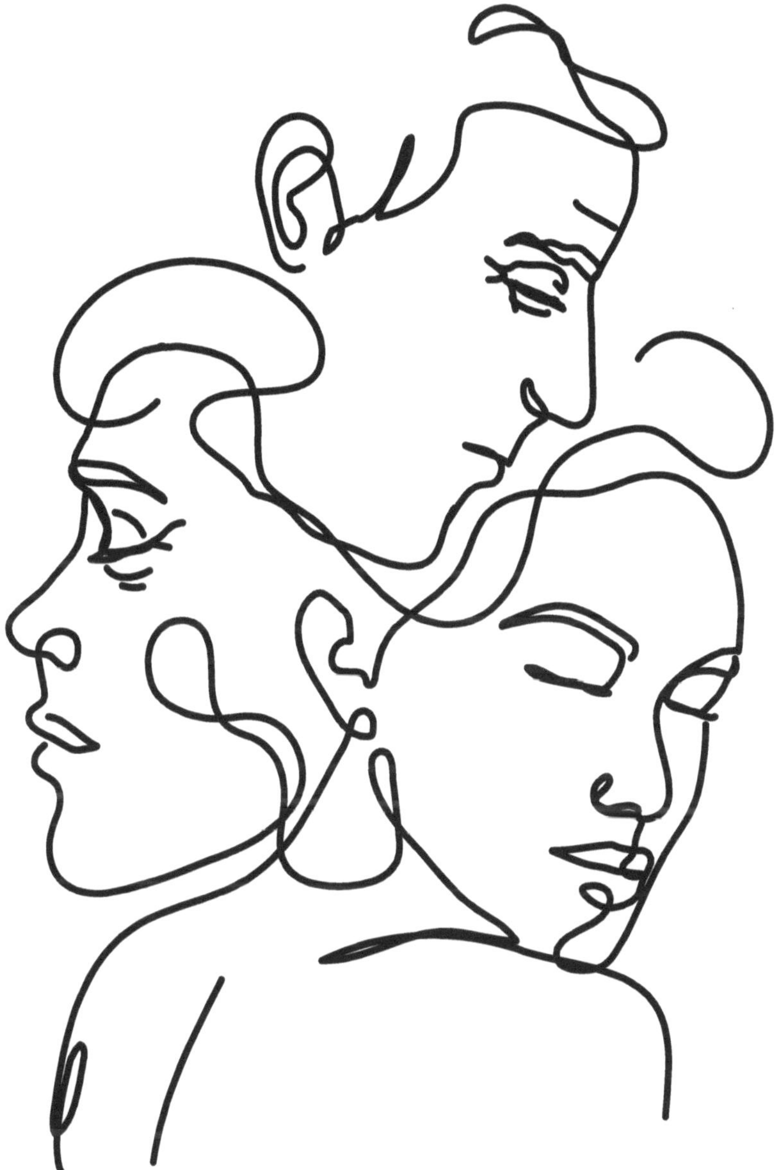

Kapitel 8

Behandlung der Schizophrenie

Hier erfährst du mehr über die verschiedenen Arten der Behandlung von Schizophrenie. Medikamente sind die Hauptstütze der Schizophreniebehandlung, aber Medikamente kontrollieren nur die Symptome und sind kein Heilmittel. Das richtige Medikament mit minimalen Nebenwirkungen für jeden Einzelnen zu finden, ist immer noch ein Prozess des Ausprobierens. In diesem Teil erläutern wir die Vorteile und häufigen Nebenwirkungen von Antipsychotika und anderen Medikamenten, die zur Behandlung der Schizophreniesymptome eingesetzt werden. Außerdem beschreiben wir das Spektrum der psychosozialen und psychologischen Behandlungen, die die Chancen auf bessere Behandlungsergebnisse erhöhen können. Trotz der besten Ärzte und der besten Behandlungen haben einige Menschen mit Schizophrenie Symptome, die auf die derzeitigen Behandlungen nicht ansprechen. Da die Forschung Hoffnung für die Zukunft gibt, erklären wir dir, was du über die Forschung, die Identifizierung vielversprechender neuer Ansätze und die Risiken ungeprüfter Behandlungen, die falsche Hoffnungen wecken, wissen musst.

Medikamente und andere medizinische Ansätze

Einer der wichtigsten Fortschritte bei der Behandlung der Schizophrenie im letzten halben Jahrhundert war die Entdeckung antipsychotischer Medikamente. Diese Medikamente lindern die beunruhigenden Symptome der Schizophrenie und geben Menschen mit Schizophrenie die Möglichkeit, ein normales Leben zu führen.

Heute gilt die medikamentöse Behandlung als Hauptpfeiler der Schizophreniebehandlung.

In diesem Kapitel befassen wir uns mit den verschiedenen Arten von Medikamenten und ihren häufigen Nebenwirkungen. Wir gehen auch darauf ein, wie wichtig es ist, dass die Betroffenen die Medikamente einnehmen. Außerdem erläutern wir die Rolle der Familie, wenn es darum geht, die Einnahme der Medikamente sicherzustellen, sowie einige der Schwierigkeiten, auf die du und dein Psychiater bei der Suche nach einem wirksamen Medikament stoßen können. Wir gehen auch auf andere medizinische Therapien wie die Elektroschockbehandlung ein und erörtern die Vor- und Nachteile ihrer Anwendung in Verbindung mit Medikamenten.

Antipsychotische Medikamente

Antipsychotische Medikamente sind eine Revolution in der Behandlung von psychischen Erkrankungen, einschließlich Schizophrenie. Im Folgenden gehen wir darauf ein, wie und warum sie wirken. Wir erläutern den Unterschied zwischen Medikamenten der ersten und der zweiten Generation und gehen auf Behandlungsrichtlinien und deren Bedeutung für dich ein.

Die ersten antipsychotischen Medikamente

Bis zur Entdeckung, dass bestimmte Medikamente die Symptome der Schizophrenie wirksam lindern können, verbrachten die meisten Menschen mit Schizophrenie ihre Zeit abgeschottet von der Gesellschaft in Heimen. Es wurden verschiedene Versuche unternommen, die beunruhigenden Symptome der Psychose - Halluzinationen, Wahnvorstellungen, Misstrauen, Unruhe und desorganisiertes Denken - zu „behandeln", aber es gab keine erprobten Behandlungen, die nachweislich sicher und wirksam waren.

Es gab zwar einige frühe Versuche, neben anderen Therapien auch Medikamente einzusetzen, doch handelte es sich bei den damals verwendeten Medikamenten hauptsächlich um Beruhigungsmittel. Und Beruhigungsmittel mussten in so hohen Dosen verabreicht werden, dass sie eher dazu führten, dass die Menschen einschliefen, verwirrt waren oder nicht mehr reagieren konnten, als dass sie die mit der Störung verbundenen Symptome linderten.

Dann wurde 1952 in Frankreich ein neues Medikament, Chlorpromazin (Markenname: Thorazin), für einen ganz anderen Zweck entwickelt: die Verringerung des Risikos eines kardiovaskulären Schocks während einer Operation. Als das Medikament bei aufgewühlten psychotischen Patienten ausprobiert wurde, stellten die Ärzte zufällig fest, dass es diese beruhigte, ohne die mit Beruhigungsmitteln verbundene Sedierung oder Schläfrigkeit zu verursachen. Dies war ein Wendepunkt in der Behandlung der Schizophrenie. Dies führte schließlich zur Entlassung von Patienten aus den Anstalten, zur Verringerung der Zahl der benötigten psychiatrischen

Betten und zu der neu entdeckten Möglichkeit, Menschen mit Schizophrenie in weniger restriktiven Einrichtungen zu behandeln.

Die Pharmaunternehmen waren begierig darauf, ihre eigene Version dieses neuen „Beruhigungsmittels" herzustellen, die Kliniker waren begeistert, dass sie endlich ein vielversprechendes Mittel in ihrer Medizintasche hatten. Die Forscher wollten herausfinden, wie das Medikament funktionierte, weil sie wussten, dass es Aufschluss darüber geben könnte, was im Gehirn von Menschen mit Schizophrenie nicht stimmt.

Andere Medikamentengruppen, die zur Behandlung von Symptomen eingesetzt werden

Obwohl die Schizophrenie am häufigsten mit Symptomen wie Halluzinationen, Wahnvorstellungen und desorganisiertem Denken in Verbindung gebracht wird, können im Verlauf dieser chronischen Krankheit auch Symptome wie Depressionen, Angstzustände oder Schlafstörungen auftreten.

Verschiedene Medikamentenklassen werden zur zusätzlichen Behandlung eingesetzt. Stimmungsschwankungen lassen sich häufig mit Antidepressiva oder Stimmungsstabilisatoren in den Griff bekommen, während Angstzustände, nervöse Zustände und Schlafstörungen (in der Regel für kurze Zeit) mit Angstlösern oder Schlaftabletten (auch Hypnotika genannt) behandelt werden können.

Negative Symptome und kognitive Beeinträchtigungen sind zwei weitere Kategorien von Symptomen, die bei der Behandlung berücksichtigt werden müssen, für die es jedoch keine von der FDA zugelassenen Medikamente gibt.

Antidepressiva

Depressive Symptome (z. B. Niedergeschlagenheit/ Hoffnungslosigkeit, Desinteresse an Menschen und Dingen, Veränderungen des Appetits/Schlafverhaltens) können im Verlauf der Schizophrenie auftreten, sind aber nicht die primären oder auffälligsten Symptome. Nichtsdestotrotz können sie für den Erkrankten sehr behindernd und auch für Angehörigen und Betreuer entmutigend sein. Aus diesem Grund verschreiben Ärzte häufig Antidepressiva (wie Elavil oder Zoloft) zusammen mit Antipsychotika, um die Symptome der Depression zu kontrollieren. Bei der Verwendung von Antidepressiva ist Vorsicht geboten, da die aufputschende Wirkung dieser Medikamente die positiven Symptome der Schizophrenie verschlimmern kann, insbesondere wenn das Antidepressivum zu Beginn verschrieben wird oder wenn die Dosis erhöht wird.

Die Selbstmordrate ist bei Menschen mit Schizophrenie deutlich erhöht, sodass die Erkennung und Behandlung von Depressionen lebensrettend sein kann. Auch wenn die Betroffenen es vielleicht nicht glauben, ist die Depression eine behandelbare Krankheit.

Zu wissen, wie viel Antidepressivum benötigt wird, kann eine Art Balanceakt sein. Eine gute Rückmeldung an den Arzt darüber, wie es der geliebten Person geht (z. B., ob sie besser oder schlechter schläft, ob sie mehr oder weniger aggressiv wird, ob sie sich mehr oder weniger für Nachrichten, Fernsehen und die Welt um sie herum interessiert), kann dem Arzt helfen, die Medikation angemessen anzupassen.

Depressionen können manchmal so schwerwiegend werden, dass eine Person selbstmordgefährdet ist. Manchmal, wenn die positiven Symptome behandelt werden und Menschen mit Schizophrenie einen besseren Bezug zur Realität haben, kann das Bewusstsein für die sehr realen Rückschläge und Verluste, die sie aufgrund ihrer Krankheit erlitten haben, zu Depressionen führen.

Wenn sich jemand depressiv fühlt, ist es wichtig, dass der Betroffene mit seinem Arzt und seiner Familie darüber spricht. Es ist aber auch wichtig, dass die Familienangehörigen die Möglichkeit einer Depression erkennen, auf die Symptome achten und, falls diese schwerwiegend sind, ihre Angehörigen ermutigen, sich an ihren Arzt zu wenden.

Angstlösende Medikamente

Es ist nicht ungewöhnlich, dass sich Menschen mit Schizophrenie nervös, hibbelig oder angespannt fühlen. In der Regel werden diese Symptome durch antipsychotische Medikamente gemildert oder abgeschwächt. Einige antipsychotische Medikamente werden sogar zur Behandlung von Angstzuständen (ohne Schizophrenie) eingesetzt. Manchmal muss jedoch etwas Spezifischeres oder Stärkeres eingesetzt werden, um diese unangenehmen Symptome zu bekämpfen.

Die gebräuchlichste Klasse von Mitteln gegen Angstzustände sind die Benzodiazepine (wie Librium, Valium, Xanax und Clonapin), die als Medikamente verschrieben werden.

Diese Medikamente haben jedoch ein Abhängigkeits-/ Suchtpotenzial und sollten nur über kurze Zeiträume mit guter Überwachung eingesetzt werden.

Dieselbe Medikamentenklasse enthält einige Wirkstoffe, die als Schlafmittel verkauft und verwendet werden. Häufig gehen Angstzustände mit der Unfähigkeit einzuschlafen einher, sodass Benzodiazepine gegen Angstzustände nachts verabreicht werden können, um den Schlaf zu fördern. Natürlich gibt es auch andere hypnotische Medikamente (z. B. Ambien oder Lunesta), aber es ist besser, nicht zu viele Medikamente zu nehmen.

Angstzustände können manchmal als Folge von Akathisie (Gefühl der inneren Unruhe) auftreten, die eine Nebenwirkung bestimmter antipsychotischer Medikamente (insbesondere der ersten Generation) ist. Die richtige Behandlung besteht darin, entweder die Dosis des Antipsychotikums zu reduzieren oder auf ein anderes Medikament umzusteigen - vielleicht ein Antipsychotikum der zweiten Generation. Denke daran: Die Einnahme eines Medikaments gegen Angstzustände, anstatt die Ursache der Angst zu beseitigen, ist nicht die beste Vorgehensweise. Besser ist es, die Ursache der Angst herauszufinden und das Problem zu lösen, anstatt sich auf Medikamente zu verlassen.

Bei vielen Menschen mit Schizophrenie ist eines der ersten Symptome einer Verschlechterung oder eines Rückfalls die Schlafstörung. Wenn dies der Fall ist, ist eine Erhöhung der Dosis des Antipsychotikums in der Regel der Einnahme eines Schlafmittels vorzuziehen.

Zögere nicht, einen Arzt zu fragen, was seiner Meinung nach die Ursache für die Schlaflosigkeit deines Angehörigen ist, bevor du um ein Rezept für ein Schlafmittel bittest.

Hypnotherapie-Medikamente
Die Hypnotherapie, auch Hypnose oder hypnotische Suggestion genannt, ist ein tranceähnlicher Zustand, in dem du eine erhöhte Aufmerksamkeit und Konzentration hast. Die Hypnose wird meistens mithilfe eines Therapeuten durchgeführt, der verbale Wiederholungen und mentale Bilder verwendet. In Hypnose fühlst du dich normalerweise ruhig und entspannt und bist offener für Suggestionen.

Hypnotherapie kann dir helfen, unerwünschte Verhaltensweisen zu kontrollieren oder besser mit Ängsten oder Schmerzen umzugehen. Es ist wichtig zu wissen, dass du, obwohl du während der Hypnose offener für Suggestionen bist, nicht die Kontrolle über dein Verhalten verlierst.

Hypnosetherapeutische Maßnahmen wurden auch bei anderen Erkrankungen erprobt, darunter:

Schmerzkontrolle
Hypnose kann bei Schmerzen aufgrund von Verbrennungen, Krebs, Geburten, Reizdarmsyndrom, Fibromyalgie, Kiefergelenksproblemen, zahnärztlichen Eingriffen und Kopfschmerzen helfen.

Hitzewallungen
Hypnose kann die Symptome von Hitzewallungen im Zusammenhang mit der Menopause lindern.

Verhaltensänderung
Hypnose wurde mit einigem Erfolg bei der Behandlung von Schlaflosigkeit, Bettnässen, Rauchen und übermäßigem Essen eingesetzt.

Nebenwirkungen der Krebsbehandlung
Hypnose wurde zur Linderung von Nebenwirkungen im Zusammenhang mit einer Chemo- oder Strahlentherapie eingesetzt.

Psychische Gesundheit
Hypnose kann bei der Behandlung von Symptomen der Schizophrenie, Angstzuständen, Phobien und posttraumatischem Stress helfen.

Wie du dich auf die Hypnose vorbereitest!
Für die Hypnose brauchst du keine besonderen Vorbereitungen. Es ist jedoch ratsam, bequeme Kleidung zu tragen, damit du dich entspannen kannst. Auch solltest du darauf achten, dass du gut ausgeruht bist, damit du während der Sitzung nicht einschläfst.

Wähle einen Therapeuten oder eine medizinische Fachkraft, die für die Durchführung von Hypnose zertifiziert ist. Hole dir die Empfehlung von jemandem, dem du vertraust. Informiere dich über jeden Therapeuten, den du in Betracht ziehst. Stelle zunächst Fragen wie die folgenden:

- Hast du eine Ausbildung in einem Bereich wie Psychologie, Medizin, Sozialarbeit oder Zahnmedizin?
- Bist du in deinem Fachgebiet in diesem Staat zugelassen?
- Wo hast du studiert und wo hast du dich weitergebildet?
- Wie viel Ausbildung im Bereich Hypnotherapie hast du absolviert und an welchen Schulen?
- Welchen Berufsverbänden gehörst du an?
- Wie lange bist du schon in der Praxis?

- Wie hoch sind deine Honorare und werden deine Leistungen von der Versicherung übernommen?

Was du von deinem Therapeuten erwarten kannst!
Dein Therapeut wird dir den Ablauf der Hypnose erklären und deine Behandlungsziele besprechen. Dann spricht der Therapeut in der Regel in einem sanften, beruhigenden Ton und beschreibt Bilder, die ein Gefühl von Entspannung, Sicherheit und Wohlbefinden vermitteln.

Wenn du in einem aufnahmefähigen Zustand bist, wird der Therapeut dir Möglichkeiten vorschlagen, wie du deine Ziele erreichen kannst, z. B. Schmerzen zu reduzieren oder das Verlangen zu rauchen zu beseitigen. Der Therapeut kann dir auch dabei helfen, dir lebhafte, aussagekräftige mentale Bilder vorzustellen, wie du deine Ziele erreichst.

Am Ende der Sitzung bist du entweder in der Lage, dich selbst aus der Hypnose zu holen, oder dein Therapeut hilft dir, deinen Entspannungszustand zu beenden.

Im Gegensatz zur Darstellung der Hypnose in Filmen oder im Fernsehen verlierst du während der Hypnose nicht die Kontrolle über dein Verhalten. Außerdem kann man sich im Allgemeinen an alles erinnern, was während der Hypnose passiert.

Vielleicht bist du irgendwann in der Lage, Selbsthypnose zu praktizieren, bei der du dich selbst in einen Zustand der Hypnose versetzt. Diese Fähigkeit kannst du bei Bedarf einsetzen, z. B. nach einer Chemotherapiesitzung.

Hypnose kann zwar wirksam bei der Bewältigung von Schmerzen, Stress und Angstzuständen helfen, doch gilt die kognitive Verhaltenstherapie als erste Wahl bei der Behandlung dieser Beschwerden. Hypnose kann auch als Teil eines umfassenden Programms zur Raucherentwöhnung oder Gewichtsreduktion eingesetzt werden.

Hypnose ist jedoch nicht für jeden geeignet. So kann es beispielsweise sein, dass du nicht in der Lage bist, dich in einen Zustand der wirksamen Hypnose zu versetzen. Einige Therapeuten sind der Meinung, dass du umso eher von der Hypnose profitierst, je besser du dich hypnotisieren lässt.

Einhalten von Medikamenten

Studien zeigen, dass die meisten Menschen die verschriebenen Medikamente nicht richtig einnehmen. Viele Familien sind frustriert, weil ihre Angehörigen die Medikamente nicht einnehmen wollen oder nicht in der Lage sind, sie konsequent einzunehmen. Andere stellen fest, dass ihre Angehörigen die Medikamente absetzen, sobald sie zu wirken beginnen und sie sich besser fühlen. Dies gilt nicht nur für Psychopharmaka.

Viele andere chronische körperliche Krankheiten wie Diabetes und Bluthochdruck erfordern eine langfristige Einhaltung des verordneten Behandlungsschemas. Die Betroffenen sind jedoch nicht immer bereit, die ärztlichen Anordnungen langfristig zu befolgen.

Groß angelegte Studien über die Einhaltung von Medikamenten aller Art belegen, dass die Menschen die Bedeutung der Einnahme von Medikamenten bei chronischen

Erkrankungen wie Typ-2-Diabetes (bei denen die Einnahmerate auf nur 20 Prozent geschätzt wird) seltener erkennen als bei Erkrankungen, die mit spürbaren körperlichen Symptomen einhergehen. Familien und Ärzte müssen darauf hinweisen, wie wichtig die regelmäßige Einnahme dieser Medikamente ist.

Die Einnahme von Medikamenten kann eine Zwickmühle sein; fast jedes wirksame Medikament hat potenziell unerwünschte Nebenwirkungen. Je schlimmer die Nebenwirkungen sind, desto unwahrscheinlicher ist es, dass eine Person die verschriebenen Medikamente wie vorgeschrieben einnimmt. Wird die Schizophrenie jedoch unzureichend oder unangemessen behandelt, kann dies verheerende Auswirkungen auf die Lebensqualität der Betroffenen und ihrer Angehörigen haben.

Die Wahrscheinlichkeit, ins Krankenhaus eingeliefert zu werden, Alkohol und/oder Drogen zu missbrauchen, ins Gefängnis zu kommen oder obdachlos zu werden, steigt. Da keine angemessene Behandlung in Sicht ist, empfinden die Familien ein Gefühl der Hoffnungslosigkeit und Verzweiflung.

Da Medikamente das wichtigste Instrument im Arsenal des Psychiaters sind, müssen Ärzte einen offenen Dialog mit widerstrebenden Patienten und ihren Familien führen, um die Risiken und Vorteile dieser Medikamente umfassend zu erklären. Es müssen alle Anstrengungen unternommen werden, um ein Medikament zu finden, das nicht nur wirksam, sondern auch für den Patienten und seine Familie akzeptabel ist.

Betrachten wir einige der Gründe, warum Menschen sich weigern, Medikamente zu nehmen oder abzusetzen

Die Gründe, warum Menschen sich weigern, Antibiotika oder cholesterinsenkende Medikamente einzunehmen oder abzusetzen, sind zwar ähnlich wie die Gründe, warum sie antipsychotische Medikamente nicht einnehmen, doch kommen bei psychiatrischen Symptomen noch einige zusätzliche Hindernisse hinzu, darunter unangenehme Nebenwirkungen, mangelnde Krankheitseinsicht, desorganisiertes Denken, die hohen Medikamentenkosten und die Einstellung gegenüber psychiatrischen Medikamenten. Auf all diese Faktoren gehen wir in den folgenden Abschnitten ein.

Unangenehme Nebenwirkungen

Antipsychotika haben viele Nebenwirkungen, die von lästigen bis hin zu potenziell ernsthaften gesundheitlichen Problemen reichen. Obwohl die Symptome von Medikament zu Medikament unterschiedlich sind, berichten viele Patienten, dass sie sich durch Antipsychotika schläfrig, steif (manchmal berichten Patienten, dass sie sich wie Zombies fühlen), verwirrt, unklar oder nicht, wie sie selbst fühlen. Manchmal werden die Krankheitssymptome mit den Nebenwirkungen des Medikaments verwechselt.

In vielen Fällen werden diese Nebenwirkungen mit der Zeit erträglicher, aber oft sind sie so unangenehm, dass Schizophrenie-Patienten ihre Medikamente absetzen, bevor die Nebenwirkungen abklingen.

Nebenwirkungen (die im Abschnitt „Umgang mit häufigen Nebenwirkungen“ weiter oben in diesem Abschnitt beschrieben werden) müssen als berechtigte Bedenken betrachtet werden. Sie sollten sich damit auseinandersetzen, um herauszufinden, wie sie verhindert oder vermieden werden können.

Mangelnde Einsicht in die Krankheit

Wenn die Schizophrenie zum ersten Mal auftritt, bist du vielleicht verblüfft und frustriert. Denn dein geliebter Mensch scheint nicht zu merken, dass etwas mit ihm nicht stimmt. Eine Studie schätzt, dass etwa die Hälfte aller Menschen mit Schizophrenie und 40 Prozent derjenigen mit bipolarer Störung ihre Symptome nicht erkennen. Der Grad der Einsichtsfähigkeit einer Person kann im Verlauf der Krankheit variieren, in den meisten Fällen ist sie jedoch zu Beginn der Krankheit am stärksten beeinträchtigt.

Warum die Einsicht so beeinträchtigt ist, bleibt umstritten. Es könnte sich um eine Verleugnung handeln, bei der der Patient nicht zugeben will, dass er krank ist. Wahrscheinlicher ist jedoch, dass es sich um ein Defizit in der Kognition (Denken) im Gehirn handelt. Unabhängig von der Ursache wird der Mangel an Einsicht oft zu einer Quelle von Missverständnissen und Konflikten zwischen Patienten und ihren Angehörigen. Die Angehörigen wünschen sich, sie könnten die Person schütteln und sie zur Einsicht bringen. Gleichzeitig hat der Patient das Gefühl, dass der Angehörige versucht, sein Verhalten zu kontrollieren (was bis zu einem gewissen Grad auch stimmt, aber aus gutem Grund).

Ein Familienmitglied erzählte uns eine Geschichte über ihren Mann, der während der meisten Zeit ihrer Ehe krank war, sich aber über zwei Jahrzehnte lang weigerte, Medikamente zu nehmen. Er akzeptierte seine Diagnose nie, obwohl er zunehmend psychotischer und dysfunktionaler wurde - und das Paar am Rande des finanziellen Ruins stand. Er tauschte die ihm verschriebenen Medikamente gegen Aspirin aus (mit der Begründung, alle Pillen sähen gleich aus) und weigerte sich oft überhaupt Medikamente zu nehmen. Erst nach mehreren Krankenhausaufenthalten, darunter ein zehnmonatiger stationärer Aufenthalt, fand er sich mit seiner Krankheit und seinem Bedarf an Medikamenten ab.

Betrachten wir eine weitere Behandlungsmethode, die infrage kommt, nämlich den psychosozialen Ansatz.

Psychosoziale Ansätze

Es wäre schön, wenn alle Symptome und Anzeichen der Schizophrenie durch das bloße Schlucken einer Pille verschwinden könnten. Leider sind auch die besten Medikamente kein Allheilmittel. Zwar sind Medikamente zur Behandlung und Kontrolle akuter positiver Symptome unerlässlich, doch können sie allein nicht dazu beitragen, dass Menschen mit Schizophrenie nach einem ersten psychotischen Schub oder einer wiederkehrenden psychotischen Episode ihr Selbstwertgefühl und ihre Fähigkeit, in der Gesellschaft zu funktionieren, wiedererlangen.

Die Verluste, die mit einer akuten Schizophrenie-Episode einhergehen, können verheerend sein. Medikamente können zwar in der Regel dazu beitragen, die Symptome zu stabilisieren, sodass das Leben „normaler" wird, doch sie können den Schmerz nicht auslöschen, wenn man sich stigmatisiert und ausgegrenzt fühlt. Auch kann man sich nicht in der Lage sehen, Aufgaben zu bewältigen, die Gleichaltrigen scheinbar leichtfallen, wie z. B. unabhängig zu leben oder einer Arbeit nachzugehen.

In diesem Abschnitt werden die verschiedenen psychosozialen Behandlungen, Therapien und Ansätze, die über die medikamentöse Behandlung hinausgehen, aufgezeigt. Sie sollten als Teil eines umfassenden Versorgungssystems für Menschen mit Schizophrenie verfügbar sein.

Dazu gehören psychologische, rehabilitative und kognitive Therapien sowie Selbsthilfe- und Familienansätze, die positive Symptome lindern, das Denken und die sozialen Fähigkeiten verbessern, das Risiko eines Rückfalls verringern und die Lebensqualität verbessern. Auch wenn ein Einzelner vielleicht nicht alle diese Ansätze benötigt oder nutzt, sollte jede Gemeinde sie für diejenigen bereithalten, die sie benötigen.

Leider sind viele psychosoziale Therapien nicht in jeder Gemeinde verfügbar.

Eine der besten Möglichkeiten, um herauszufinden, was es in deiner Gemeinde gibt, ist, einen Case Manager oder Sozialarbeiter zu fragen. Du oder dein Angehöriger kannst dich auch an deine staatliche oder örtliche Behörde für psychische Gesundheit wenden (siehe Anhang). Dort kannst du dich über die Verfügbarkeit von Programmen in deinem geografischen Gebiet informieren.

Aufgrund der Komplexität des psychosozialen Versorgungssystems wissen viele niedergelassene Ärzte wahrscheinlich nicht über das gesamte Spektrum der psychosozialen Rehabilitationsdienste in ihrer eigenen Gemeinde Bescheid.

Psychosoziale Therapien verstehen

Wir verwenden den Begriff psychosoziale Behandlungen, um die psychologischen, sozialen und kombinierten psychosozialen Ansätze zu beschreiben (die in der Regel in Verbindung mit Medikamenten eingesetzt werden). Sie zielen auf die Verbesserung des aktuellen Funktionsniveaus der Betroffenen ab, sodass sie so produktiv wie möglich sind und sich gut fühlen.

Psychosoziale Behandlungen sind auf Folgendes ausgerichtet:

- Linderung der durch die Krankheit verursachten Symptome und Beeinträchtigungen
- Menschen zu helfen, besser mit ihrer Krankheit umzugehen, was beinhaltet, ihnen Folgendes beizubringen:
    - Anhaltende Krankheitssymptome (wie Stimmenhören oder Konzentrationsschwierigkeiten) zu erkennen und zu bewältigen
    - eine konsequente Medikamenteneinnahme aufrechtzuerhalten
    - die möglichen Nebenwirkungen der Behandlung zu überwachen und damit umzugehen
    - sich auf wiederkehrende Episoden vorzubereiten und ihnen (soweit möglich) vorzubeugen
- Unterstützung beim Erreichen sozialer, akademischer, ausbildungsbezogener oder beruflicher Ziele
- Unterstützung beim Erlernen oder Wiedererlernen praktischer Lebenskompetenzen, wie z. B:
    - Umgang mit Geld
    - Haushaltsführung
    - Einkaufen
    - Wäsche waschen

- Einhaltung der Grundhygiene und Pflege des persönlichen Erscheinungsbildes
- Navigieren in öffentlichen Verkehrsmitteln
- Den Menschen beibringen, wie sie Stress abbauen, Konflikte vermeiden und mit Ärger umgehen können
- Menschen dabei helfen, wieder mit anderen in Kontakt zu treten
- Menschen dabei helfen, ihre Diagnose zu verstehen und zu bewältigen, während sie sich auf dem Weg zur Genesung befinden

Es ist erwiesen, dass die Ergänzung der medikamentösen Therapie durch psychosoziale Behandlungen zu besseren Ergebnissen führt als die medikamentöse Behandlung allein oder die psychosoziale Therapie allein. So haben beispielsweise Menschen, die mit einer Kombination aus Medikamenten, sozialem Kompetenztraining und Familientherapie behandelt werden, eine Rückfallwahrscheinlichkeit von nur 5 Prozent. Bei denjenigen, die nur mit Medikamenten behandelt werden, liegt die Rückfallwahrscheinlichkeit dagegen bei 40 Prozent.

Bei der Nutzung der verschiedenen psychosozialen Ansätze geht es nicht darum, den einen dem anderen vorzuziehen oder sie als Ersatz für Medikamente zu verwenden. Für die praktische und optimale Behandlung der Schizophrenie ist es von Vorteil, Medikamente und psychosoziale Ansätze zu kombinieren, die sich gegenseitig verstärken.

Individualisierung eines Behandlungsplans

Jeder Mensch mit Schizophrenie hat andere Bedürfnisse, und ein und dieselbe Person hat zu verschiedenen Zeitpunkten ihrer

Erkrankung andere Bedürfnisse. Die Behandlungsplanung muss flexibel genug sein, um sich an diese Veränderungen anzupassen. Direkt nach der Entlassung aus dem Krankenhaus kann die größte Herausforderung für deinen Angehörigen darin bestehen, mit den positiven Symptomen zurechtzukommen. Hier kann eine Kombination aus kognitiver Verhaltenstherapie und familienpsychologischer Beratung sehr hilfreich sein. Wenn diese Herausforderungen gemeistert sind, ist dein Angehöriger möglicherweise in der Lage, sich auf eine Arbeitsstelle vorzubereiten und von einem Training sozialer Fähigkeiten und beruflicher Rehabilitation zu profitieren.

Ein wichtiger Zweck eines individuellen Plans ist es, Wege zur Überwachung und zum Abbau von Stress zu finden, damit sich die Person mit Schizophrenie nicht zu früh zu viel zumutet. Typischerweise tritt die Schizophrenie in einer Lebensphase auf, in der die Betroffenen ihr Leben und ihre Karriere aufbauen. Daher kann es sein, dass sie sich gedrängt fühlen, die Schule wieder ganztags zu besuchen, um die verpassten Kurse nachzuholen oder wieder zu arbeiten, bevor sie ihren Arbeitsplatz oder ihre Wohnung verlieren. Wie die Medizin muss auch die psychosoziale Rehabilitation sensibel und intelligent dosiert und überwacht werden.

Wie bei den meisten Dingen im Leben kommt es auf das richtige Timing an, und das ist sicherlich ein wichtiger Aspekt bei der Festlegung der Behandlungsphasen für Patienten mit Schizophrenie. Wenn jemand schwer psychotisch ist (mit Symptomen wie Halluzinationen, Wahnvorstellungen, desorganisiertem Denken und Unruhe), macht es keinen Sinn, zu versuchen, ihm soziale Fähigkeiten beizubringen oder durch

Psychotherapie die Verleugnung zu verringern und die Einsicht zu verbessern. Wenn die akuten Positivsymptome weitgehend unter Kontrolle sind und eine Person mit Schizophrenie sich einsam fühlt und gerne einen Job und ein erfüllteres Leben hätte, bringt es ebenfalls nicht viel, lediglich ein oder mehrere Medikamente anzupassen. Der Betroffene, der Arzt und die Familie müssen gemeinsam über den Zeitpunkt und die Auswahl der richtigen Kombination von Maßnahmen entscheiden, um ihre gemeinsamen Ziele zu erreichen.

Schizophrenie ist eine anhaltende (chronische) Krankheit, die sich in regelmäßigen Abständen verschlechtert - ein Zustand, der als Rückfall bezeichnet wird - und sich dann wieder verbessert - ein Zustand, der als Remission bezeichnet wird.

Daher hängt die erforderliche Behandlung von der Krankheitsphase, der Art der Probleme und dem Stadium der Genesung des Einzelnen ab.

Jede Person mit Schizophrenie ist mit einzigartigen Schwierigkeiten und sich verändernden Umständen konfrontiert, die zu verschiedenen Zeiten unterschiedliche Ansätze erfordern.

Sowohl Kliniker als auch Case Manager spielen eine wichtige Rolle bei der Koordinierung der Beteiligung aller, die an der Ausarbeitung eines individuellen Plans beteiligt sein müssen. Sie beurteilen die Bedürfnisse deines Angehörigen und helfen bei der Ermittlung von Ressourcen für die Umsetzung des Plans. Aber das ist noch nicht alles. Der Plan muss gegebenenfalls im Laufe der Zeit angepasst werden, wenn sich die Umstände ändern.

Die Mitarbeiter der örtlichen psychosozialen Rehabilitationsprogramme, die häufig vom Staat, vom privaten Sektor (in der Regel gemeinnützig) oder aus mehreren Finanzierungsquellen finanziert werden, können ebenfalls die Führung bei der Entwicklung individueller Pläne für die Verbraucher übernehmen, die die verschiedenen in der Gemeinde verfügbaren Ressourcen nutzen.

Nach einem psychotischen Zusammenbruch wollen sich viele Patienten und ihre Familien sofort wieder in das normale Leben stürzen und die verlorene Zeit nachholen. Andere wiederum sind von der Krankheit so erschüttert, dass sie alle Hoffnung verlieren und keinen Ausweg mehr sehen. In beiden Fällen können eine solide psychosoziale Bewertung und die Entwicklung eines umfassenden Behandlungsplans den Betroffenen und ihren Familien helfen, die Symptome zu kontrollieren und gleichzeitig realistische Ziele für die Behandlung und Genesung festzulegen.

Die Forschung zeigt eindeutig, dass die Kombination von psychosozialen Behandlungen mit Medikamenten die Ergebnisse im Vergleich zur alleinigen Anwendung von Medikamenten oder anderen biologischen Behandlungen verbessert. Eine der Grenzen der Forschung zu psychosozialen Behandlungen, die sowohl für Behandlungen in der Allgemeinmedizin als auch in der Psychiatrie gilt, besteht darin, dass die Wissenschaftler immer noch nicht wissen, welche Ansätze bei welchen Personen in den verschiedenen Phasen der Krankheit am besten funktionieren.

Sicherlich kann man sagen, dass sich das Feld in den letzten zwei Jahrzehnten stark weiterentwickelt hat und eine größere Bandbreite von Ansätzen in lokalen Gemeinschaften umgesetzt und untersucht wurde. Wir sind heute besser in der Lage, das gesamte Spektrum der mit der Schizophrenie verbundenen Defizite zu erkennen und zu beurteilen, welche Defizite und Fähigkeiten bei einer bestimmten Person beeinträchtigt sind.

Die Wahl der psychosozialen Behandlung sollte sich an den individuellen Bedürfnissen des Patienten orientieren. In nicht allzu ferner Zukunft besteht die Hoffnung, dass wir die Defizite durch frühzeitige Erkennung und Behandlung minimieren können und dass Menschen mit Schizophrenie in der Lage sein werden, die Vorteile von Behandlungen zu nutzen, die individuell und auf sie zugeschnitten sind.

Individuelle Therapien

Bei Einzeltherapien arbeitet ein Therapeut direkt mit dem Klienten. Drei der am häufigsten praktizierten Einzeltherapien sind die psychodynamische Therapie, die unterstützende Therapie und die kognitive Verhaltenstherapie. In den folgenden Abschnitten wird auf jede dieser Therapien eingegangen.

Psychodynamische Therapie

Obwohl die psychodynamische Therapie (regelmäßige Treffen mit einem Therapeuten über einen langen Zeitraum, um einem Problem auf den Grund zu gehen) in den ersten fünfzig Jahren des 20. Jahrhunderts die vorherrschende

Therapieform war - man denke nur an Woody Allen -, wurden diese Behandlungen während ihrer Blütezeit nicht wissenschaftlich untersucht. Tatsächlich gibt es immer noch keine glaubwürdigen Beweise dafür, dass sie speziell bei der Behandlung der mit Schizophrenie verbundenen Symptome oder Beeinträchtigungen von Nutzen sind.

Ein Problem ist, dass die mit der Schizophrenie verbundenen kognitiven und Gedächtnisdefizite die Fähigkeit der Betroffenen, von dieser Art von Therapie zu profitieren, beeinträchtigen können. (In der Tat müssen alle psychosozialen Behandlungen diese Hürde überwinden, um wirksam zu sein. Menschen mit Schizophrenie müssen verstehen und sich aktiv beteiligen können, damit eine Behandlung hilfreich ist.) Daher wird die psychodynamische Therapie in der Regel bei Menschen mit psychiatrischen Störungen eingesetzt, deren Denken noch intakt ist.

Unterstützende Therapie

Menschen mit Schizophrenie, die mit vielen Problemen im realen Leben konfrontiert sind, brauchen jemanden mit Erfahrung, mit dem sie reden können. Die unterstützende Therapie (die von einer Fachkraft durchgeführt wird, die für die Arbeit mit Menschen mit schweren psychischen Erkrankungen ausgebildet ist) ist eine wichtige Ergänzung zu Medikamenten und anderen psychosozialen Behandlungen.

In Zeiten von Managed Care wird die Zeit, die Patienten und ihre Psychiater miteinander verbringen können, von den Krankenkassen und anderen Kostenträgern oft rationiert.

Daher ist es wichtig, dass dein Angehöriger eine ausgebildete Fachkraft in seinem Team hat, mit der er seine Probleme offen besprechen und Wege zu deren Bewältigung finden kann. Wenn eine Person mit Schizophrenie zum Beispiel Probleme hat, Freundschaften zu schließen, kann der Therapeut ihr helfen, Wege zu finden, um Menschen kennenzulernen und den ersten Schritt zu tun.

Eine solche sichere, unterstützende Beziehung, in der man neue Wege der Bewältigung erlernen kann, ist für die Genesung von entscheidender Bedeutung. Dies kann besonders wertvoll für Menschen sein, denen es schwerfällt, sich einer Gruppe zu öffnen. Familie und Freunde können zwar unterstützend wirken, sind aber nicht dafür ausgebildet und meist emotional zu stark involviert, um diese Rolle zu übernehmen.

Psychologen, Sozialarbeiter oder andere Beratungsexperten können ihnen helfen, Stressfaktoren in ihrem Leben zu bewältigen, die Einhaltung der Behandlung zu fördern, den Patienten bei der Ermittlung anderer erforderlicher Behandlungen und Unterstützungen zu helfen und die Rolle eines ermutigenden und unterstützenden Betreuers zu übernehmen. Eine Psychotherapie kann auch für überlastete Angehörige nützlich sein, die mit den Auswirkungen der Diagnose auf ihr eigenes Leben nicht zurechtkommen.

Kognitive Verhaltenstherapie (CBT)

Die kognitive Verhaltenstherapie (KVT) wird in der Regel von einem ausgebildeten Therapeuten in einer ambulanten Einrichtung als Einzeltherapie durchgeführt, kann aber auch in Gruppen praktiziert werden. Wie jede Einzeltherapie erfordert auch die CBT eine enge Zusammenarbeit zwischen Patient und Therapeut. Daher ist es wichtig, vor Beginn der Behandlung ein Gespräch mit dem Therapeuten zu führen. Auf diese Weise kannst auch du sicherstellen, dass dein Angehöriger sich in der Zusammenarbeit mit ihm wohlfühlt. Bei der Auswahl eines Therapeuten für eine Einzeltherapie ist es immer ratsam, um Empfehlungen von Vertrauenspersonen zu bitten und die ersten Sitzungen als Vorstellungsgespräch zu betrachten. Ziel ist es, ein gutes Gefühl für die Person zu bekommen und herauszufinden, ob sich dein Angehöriger mit ihr identifizieren kann und ob die Gespräche mit dieser Person hilfreich sein werden.

Die CBT wurde ursprünglich in den späten 1970er-Jahren für die Behandlung von Menschen mit Depressionen und Angstzuständen entwickelt. Damals war sie die bewährteste psychosoziale Intervention, und obwohl sie ursprünglich nicht zur Behandlung von Schizophrenie eingesetzt wurde, gibt es heute überzeugende Beweise für ihre Wirksamkeit. Dies gilt insbesondere für die Verringerung positiver Symptome, die trotz einer angemessenen antipsychotischen Behandlung bestehen bleiben.

Während der Behandlung schildert der Patient seine Symptome. Die störendsten werden dann gezielt behandelt. Ziel ist es, die Denkmuster zu ändern, um dem Patienten bei der Lösung von Problemen zu helfen. Dies wird manchmal als kognitive Umstrukturierung bezeichnet. So kann einem Patienten beispielsweise beigebracht werden, die Stimmen, die er hört, zu ignorieren.

Einige der spezifischen Elemente der CBT können sein:

- **Änderung von Überzeugungen oder Validitätstests** - Infragestellung von Wahnvorstellungen
- **Fokussierung/Umverteilung** - Erklärung der Bedeutung der Stressoren, die hinter den akustischen Halluzinationen stehen
- **Normalisierung psychotischer Erfahrungen** - dem Patienten helfen zu erkennen, dass seine Erfahrungen Reaktionen auf belastende Ereignisse sind
- **Kognitives Üben:** Üben, wie man in Zukunft besser mit einer ähnlichen Situation umgehen kann, die in der Vergangenheit eine Herausforderung darstellte
- **Tagebuch schreiben:** Notizen machen, um Einsicht, Lernen und Selbsterkenntnis zu fördern

Im Wesentlichen stellt der CBT-Therapeut fehlerhafte Denkmuster (wie z. B. Wahnvorstellungen und Halluzinationen) infrage und versucht so, Gedanken und Verhaltensweisen zu ändern. Die mit der CBT beobachtete Verringerung der positiven Symptome hält auch nach Abschluss der Behandlung an.

Leider scheint die CBT keinen Einfluss auf die Rückfallquote und die Wiedereinweisung in ein Krankenhaus zu haben. Einige Studien berichten, dass die CBT die Einhaltung der Medikamenteneinnahme fördert, und eine spezielle Variante der CBT legt sogar den Schwerpunkt auf dieses besondere Verhaltensziel. Eine weitere Einschränkung der CBT ist, dass sie das soziale Funktionieren nicht so gut zu verbessern scheint wie eine unterstützende Therapie. Da die CBT außerdem ein gewisses Maß an organisiertem Denken voraussetzt, ist sie für Personen mit kognitiven Defiziten oder mit akuter Psychose weniger geeignet. Für Personen, die trotz antipsychotischer Medikamente anhaltende psychotische Symptome haben, bietet die CBT jedoch eine weitere erprobte und bewährte Methode, um die Symptome zu lindern.

Krankenhausaufenthalt:
Viele Menschen mit Schizophrenie können ambulant behandelt werden. Für Menschen mit schweren Symptomen und solche, die sich selbst oder anderen Schaden zufügen könnten und die sich zu Hause nicht selbst versorgen können, kann eine stationäre Behandlung jedoch die beste Option sein.

Elektrokonvulsionstherapie (ECT):
Bei diesem Verfahren werden Elektroden an der Kopfhaut der Person angebracht. Während der Betroffene unter Vollnarkose schläft, geben die Ärzte einen kleinen Stromschlag an das Gehirn ab. Eine EKT-Therapie umfasst für gewöhnlich 2-3 Behandlungen pro Woche über mehrere Wochen. Jede Schockbehandlung löst einen kontrollierten Krampfanfall aus. Eine Reihe von Behandlungen führt im Laufe der Zeit zu einer Verbesserung der Stimmung und des Denkens. Die Wissenschaftler wissen nicht genau, wie die EKT und die von ihr ausgelösten kontrollierten Anfälle helfen. Einige Forscher vermuten jedoch, dass die EKT-induzierten Anfälle die Freisetzung von Neurotransmittern im Gehirn beeinflussen können. Die EKT hat sich bei Schizophrenie weniger bewährt als bei Depressionen oder bipolaren Störungen, weshalb sie bei fehlenden Gemütssymptomen nicht sehr häufig eingesetzt wird. Sie kann helfen, wenn Medikamente nicht mehr wirken oder wenn schwere Depressionen oder Katatonie die Behandlung der Krankheit erschweren.

Forschung:

Forscher untersuchen ein Verfahren namens tiefe Hirnstimulation (DBS) zur Behandlung von Schizophrenie. Dabei implantieren Ärzte chirurgisch Elektroden, die bestimmte Hirnareale stimulieren, von denen angenommen wird, dass sie Denken und Wahrnehmung steuern. Die DBS ist eine bewährte Behandlung für schwere Parkinson-Krankheit und essenziellen Tremor, aber für die Behandlung psychiatrischer Störungen ist sie noch experimentell.

Kapitel 9

Schlussfolgerung

Mit diesem umfassenden Leitfaden hoffe ich, dass du den Begriff Schizophrenie, einige der Ursachen, die Behandlungsmöglichkeiten und den Umgang mit einem Partner mit der Diagnose Schizophrenie verstehen gelernt hast. Du solltest auch einige der falschen Vorstellungen verstehen, die du über Schizophrenie haben könntest und wer daran erkrankt sein könnte.

Gut gemacht! Wir sind am Ende unserer Lernreise angelangt, und ich möchte mich bei dir für dein Vertrauen und deine Unterstützung bedanken. Das bedeutet mir sehr viel.

Wenn dir dieser Titel gefallen hat und du über andere interessante Themen lesen möchtest, die mein Leben verändert haben, dann schau dir meine neuen Bücher auf Amazon oder meiner Website an: www.my-mindguide.com.

Lasst uns auch über die sozialen Medien in Verbindung bleiben. Bitte schreibe mir auf Facebook oder Instagram, und halte dich über Updates auf dem Laufenden! Du kannst mir auch gerne direkt deine Gedanken mitteilen: gassner@ my-mindguide.com. Im Gegenzug schicke ich dir eine wunderschöne Infografik, die du ausschneiden und einrahmen kannst.

Bitte schreibe auch eine Rezension auf Amazon, denn so kann ich ein noch größeres Publikum erreichen. Vielen Dank für deine Zeit, deinen Einblick und deinen unstillbaren Wissenshunger!

Ich möchte mich bei meiner geliebten Frau Anneliese bedanken, die immer geduldig ist und ein offenes Ohr für meine verrückten Ideen hat. Ich danke all meinen Kollegen, Kunden, Freunden und Familienmitgliedern, die alle dazu beigetragen haben, was ich heute bin.

Ich möchte mich auch bei Gabriel Palacios bedanken. Er ist der König der Hypnotherapie und ein Schweizer Bestsellerautor, der diesem alten Fuchs neue Tricks beigebracht hat und mich tief in das Geheimnis der Hypnotherapie eintauchen ließ. Ich habe auf dieser Reise so viel gelernt, dass ich jetzt selbst ein zertifizierter Master-Hypnose-Coach und Gesprächscoach bin!

Außerdem möchte ich mich bei den fantastischen Lehrern von SAMYANA/Bali bedanken, die mich zu einem zertifizierten Yoga- und Meditationslehrer ausgebildet haben.

Nicht zuletzt gilt mein besonderer Dank meinem Meisterlehrer Eckhard Wunderle, der für mich fast ein Heiliger ist. Er hat mich in die Welt der Meditation eingeführt und mich all die Wunder, die sie zu bieten hat, entdecken lassen.

Ich könnte nicht stolzer sein, dass ich meine Zertifizierung als Meditationslehrer direkt von ihm am Institut für Spirituelle Psychologie erhalten habe.

Ich wünsche euch allen Frieden, Liebe und Glück - bis zum nächsten Mal!

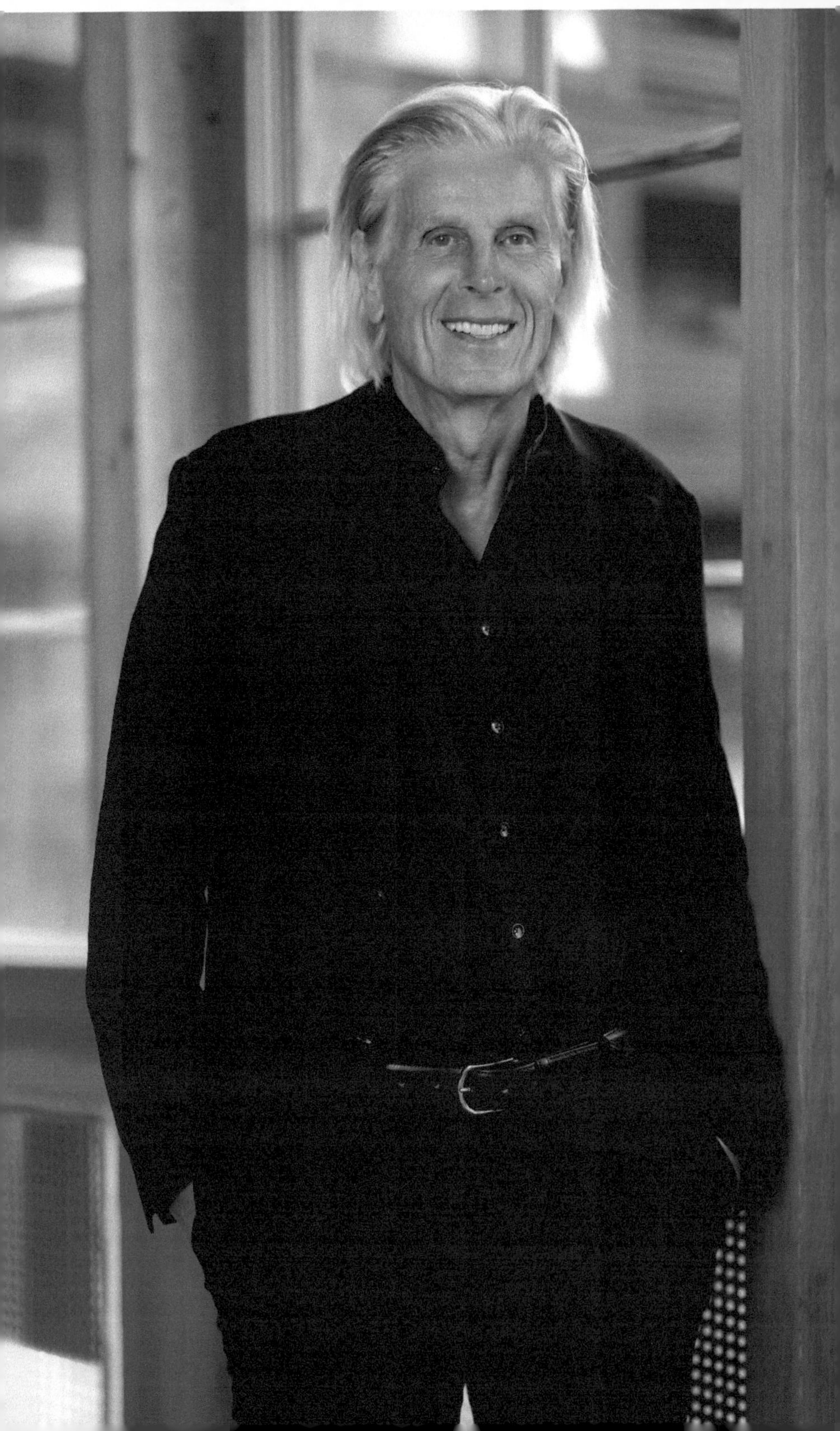

Über Den Autor

Kurt Friedrich Gassner ist ein österreichischer Self-help Autor, der seine Leser dazu befähigt, die Feinheiten des Unterbewusstseins besser zu verstehen. Durch seine Lebenserfahrung und sein umfangreiches Wissen auf dem neuesten Stand der Psychologie hilft er Menschen, ihr volles Potenzial auszuschöpfen. Was im Alter von vierzehn Jahren damit begann, dass er für Gleichaltrige im Austausch für Zeichnungen schrieb und später als professioneller Werbetexter arbeitete, führte schließlich dazu, dass er Kreativdirektor mehrerer internationaler Agenturen und Autor zahlreicher Selbsthilfebücher wurde.

Das Schreiben ist jedoch nicht die einzige Leidenschaft dieses Unternehmergeistes; Kurt war auch als Seriengründer (My Mind Guide und Trendguide Capital, um nur einige zu nennen) und Business Angel tätig und sammelte vier Jahrzehnte Erfahrung in den Bereichen globale Werbung und Markenberatung. So hat er zahlreiche Auszeichnungen in den Bereichen Kreativregie, Direktmarketing und Training erhalten und ist zum Selfmade-Millionär geworden. Während des globalen Lockdowns nutzte er seine freie Zeit, um sich in Hypnotherapie zu vertiefen, und ist jetzt ein lizenzierter Hypnotherapeut, Yogalehrer und Meditationslehrer.

Wenn er nicht gerade seine Geschäfte führt, Führungskräfte berät oder über das Unterbewusstsein schreibt, kann man den Weltenbummler auf Weltreisen, beim Golfen, Radfahren in den Alpen, in der Oper oder beim Wandern antreffen. Er ist außerdem stolzer Vater zweier erfolgreicher Kinder und seit siebenunddreißig Jahren glücklich mit seiner wunderbaren Ehefrau verheiratet. Derzeit lebt er zeitweise in München, Deutschland, und Kirchberg, Österreich.

In seinem Leben mit unzähligen Höhen und Tiefen hat Kurt Friedrich Gassner unnachgiebig nach dem folgenden Motto gelebt: **„Niemals aufhören! Das Beste kommt noch ...“**. Durch seine unerschütterliche Entschlossenheit und Beharrlichkeit hat er ein Leben in persönlichem Wohlstand geführt und dabei unzählige unschätzbare Lektionen gelernt. Für ihn ist ein Leben, in dem er sein erworbenes Wissen nicht mit anderen teilt, kein erfülltes Leben. Deshalb schreibt er Bücher, um etwas zurückzugeben, um die Welt zu einem besseren Ort zu machen. Zu seinen Veröffentlichungen gehören *Die Kraft der Vergebung, Lüge oder stirb, Seelenverwandtschaft, Kann man einen vergifteten Verstand erben? und Die Kraft der Armut.* Im Alter von dreißig Jahren schrieb er einen Kinderbuch-Bestseller, der sich über eine Million Mal verkaufte und in Kindergärten im deutschsprachigen Raum eingesetzt wurde. Mehr als ein Dutzend weiterer Bücher zum Thema Psychologie sind derzeit in Arbeit. Besuche Kurts offizielle Website, um deine innere Kraft zu entfesseln und sie für das Allgemeinwohl zu nutzen: www.my-mindguide.com

ANDERE BÜCHER DES AUTORS

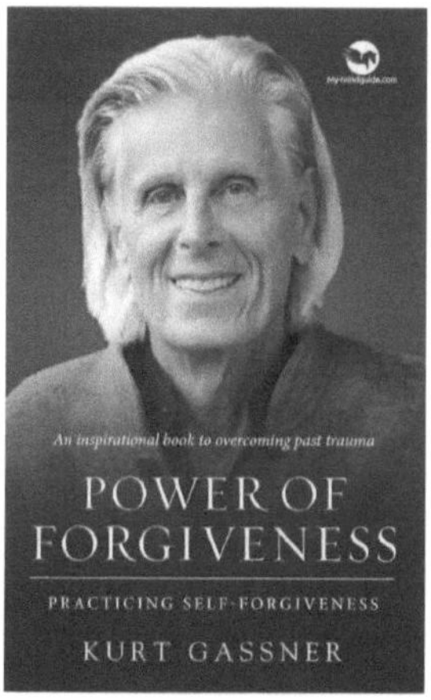

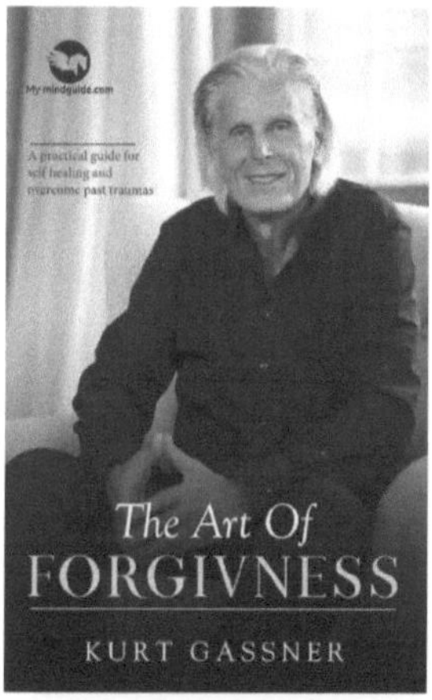

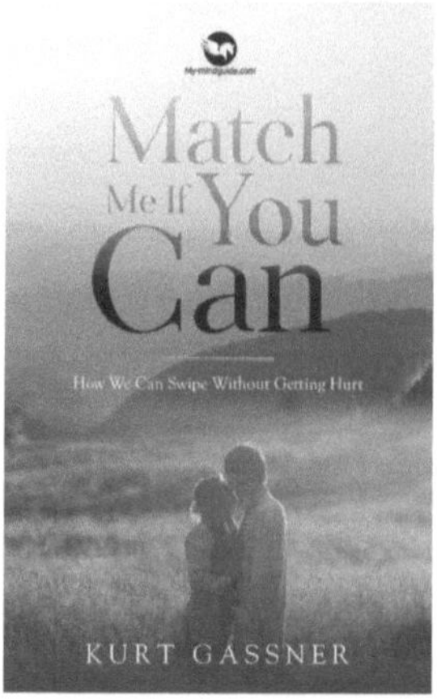

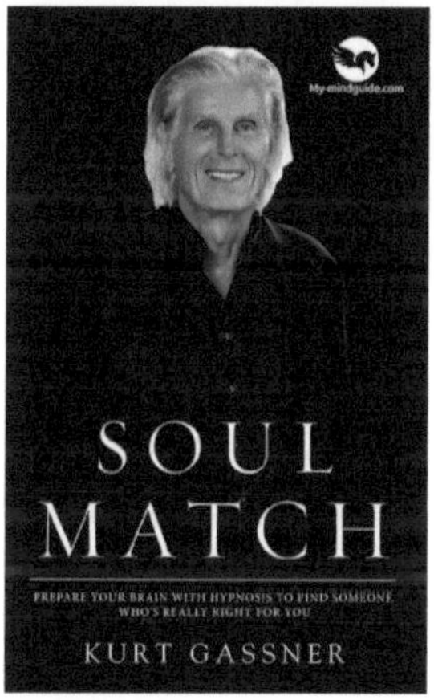

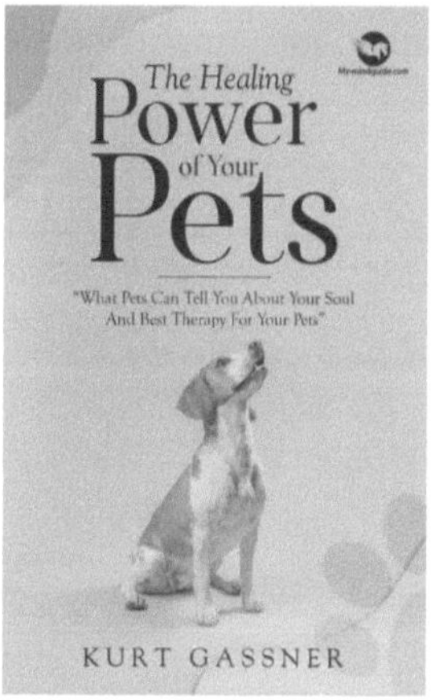